中医看護の自然生命理論

現代看護への活用

呉 小玉

医学監修
安達 勇／小玉 城

日本看護協会出版会

　『中医看護の自然生命理論』は、本邦初の中医学に基づいた看護理論書である。著者の呉小玉教授は、中国で看護部長として実践を重ねた後、1998年から日本に滞在し、日本の看護学博士を取得して、現在の教職にある。私の旧知の友人でもある。

　呉教授の「中医看護」では、人を自然万物の一部から、身体・精神は人の内部環境、気候や社会・文化などは外部環境という視点からとらえ、疾病は自然の軌道から逸脱した状態と考察している。すなわち、中医学は生命に対してホリスティックに、人間と宇宙・自然とのかかわりを重視する「天人相応」という思想に基づいた理論である。

　本書は、第一部では中国の古典医学書『黄帝内経』に基づき、中医看護の誕生とその生命理論・実践を解説し、第二部では日常生活における中医看護の実践を説明する。そして第三部では生命理論から導かれたユニバーサル自然看護論に至っている。

　私は 50 年にわたり臨床腫瘍の診療を専門にしており、25 年前から日本の東洋医学の臨床も経験していることから、「中医看護の自然生命理論」に感銘することが多々ある。新型コロナウイルス感染症が流行し、対処すべき治療法が現存しない状況下において、人のもつ本質的免疫力が再認識されている。本書の自然生命理論体系を理解することは大切と考える。

　本書は著者の体験を基盤に、疾病の看護・介護から予防にいたるまで、中医看護の基礎となる自然生命理論について詳細に述べている。臨床看護に有用な教本である。このような幅広い教養をもつことは、看護や介護など指導する教職にある方々にとって座右の書になるであろう。推奨したい。

令和 2 年 10 月

安達 勇 (Isamu Adachi MD, PhD)

静岡県立静岡がんセンター 参与
日本東洋医学会 専門医、国際委員会アドバイザー
公益財団法人日中医学協会 副会長兼総務理事

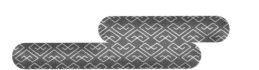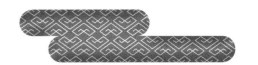

はじめに

　本書では「中医看護」の自然生命理論を紹介し、そこから「ユニバーサル自然看護モデル」に論を展開している。

　まず、「中医看護」とは何か？　それは文字通り「中医学」に基づいた看護学である。そして、この「中医看護」の自然生命理論には核心となるキーワードがある。それは「天人相応」である。

　現存する中国最古の医学書といわれ、人間の生命過程を自然変化の法則と緊密に一体化して解説している『黄帝内経』において、「天人相応」は下記のように解説されている。

　「人以天地之気生、四時之法成」——人は天地の気によって生じ、四時（春夏秋冬）の法則によって成る。そのため、「順四時而活寒暑」（四時に順応し、寒暑に適応する）ことで、初めて「故能形与神倶、尽終其天年、度百歳乃去」（故に形［身体］と神［精神・心理］と倶にして、自然の寿命を終え、百歳をこえてのち去る）。

　したがって、中国における医療・看護の原則は、生命過程を「法於陰陽、和於術数」（陰陽［自然法則］に則り、養生術に和する）として理解する。つまり、自然が変化すれば、人間の生命過程もその変化とともに変化する。自然界の変化は「陰陽の法則」によって発生しているため、陰陽に則って起居し、陰陽変化の術数に合わせて調和するという自然生命観が大切にされているのである。

　自然万物は常に変化し続ける——これが宇宙の本質である。そのため「ものごと」はすべて変化の中でとらえなければならない。一方、看護学の対象者は、従来の「病人（患者）」から「生活している人」として認識されてきている。そして、人は自然環境の中に生活しているため、人の内的環境だけではなく、外的環境である「自然」にも注目しなければならない。その自然という環境には「文化」もあり、「社会」もある。さらには、他の人も含めて「自然」というものがあることを視野に入れる必要がある。

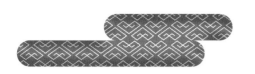

　今までの医学モデルは「生物医学モデル」であったが、1970年代から「生物・心理・社会を含めた医学モデル」に転換されてきた[*]。世界保健機関（WHO）は「健康」を「健康とは、病気ではないとか、弱っていないということではなく、肉体的にも、精神的にも、そして社会的にも、すべてが満たされた状態にあることをいう」（WHO憲章前文：日本WHO協会仮訳）と定義している。つまり、人間は身体・精神・社会の複合的な問題からなり、それぞれの側面における対処をするだけでなく、「統合的に人間をみる必要がある」と指摘しているのである。

　振り返って「中医看護」では、「人」を中心にみるだけではなく、人を自然万物の恵みとして、自然の一部分としてみる必要があることを強調しており、「形神一体」と「天人相応」を大切にしている。
　「形神一体」は形（身体）と神（精神・心理的要素）であり、「天人相応」は天（自然および、その中含まれる社会・文化など）と人（形神一体とする人間）である。中医看護では、人間の主体は、形と神の一体化、人と自然の一体化であるため、現代医学モデルでいう「生物・心理」を、「形・精神・心志（意思）」という人の内部環境と「社会・文化・人間を含む自然」という人の外部環境として捉えている。その考え方は、人間の主体や枠組を明確にしないかぎり、自然との調和という「天人相応」を理解することは難しい。

　さらに、中医看護の持つ「陰陽理論」で人間の身体・精神・社会性と「天人相応」についてまとめてみよう。
　「身体・精神」は人の内部環境であるため、"陰"の要素である。一方、社会・文化的要素を含めた「自然」は人の外部環境になるため、"陽"の要素である。中医看護では、この「陰陽二要素」で健康を分類する。そして、陰陽の調和、つまり内部環境と外部環境のバランスを調和することで人間を健康に導く。この人体の内部環境と外部環境のバランスの「整体観」こそ、生命と自然が同調する「天人相応」のことである。

　健康とは「平常」と「中和」を保つ状態である。つまり、人は自然変化の軌道に乗って「自然」に存在している自分自身・社会・文化・人類と同調すること、そして自然との調和のとれた状態が最も重要なポイントであり、それこそが「天人相応」の状態になるのである。

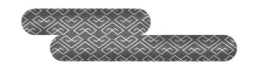

　即ち、病気とは「自然の軌道から逸脱した状態」である。病気の原因は、大きく2つの側面に分けられる。外部環境として「自然の変化」があり、内部環境として「情緒（喜・怒・哀・楽・悲・恐・驚）のコントロール」と「自然の法則に従っていない生活習慣」がある。そのため、病気にならないためには「自然の軌道」に乗っていくことが重要になる。

　『黄帝内経』では「聖人不治已病治未病」と書かれている。これは「聖人は已に病みたるを治さず、未だ病まざるを治す」ということである。つまり、疾病が発生してしまってから治療を受けることがないように、「天人相応」の軌道に乗って"未病"を保つことが大切とされている。これが「天人相応」の自然生命理論である。

　本書では、第一部で「中医看護」の理論を解説し、「人の生命はどのように"天人相応"を求めるか」を明らかにしていく。第二部では、その過程において、実際の「看護実践」の要素等を紐付けている。そして第三部において、「中医看護」を基にした新たな「ユニバーサル自然看護モデル」を提唱している。

　看護職はもちろん、健康領域に携わる人、そして自分の健康に関心ある地域住民など、今を生きる全ての人々に読んでいただければ幸いである。

令和2年9月

呉 小玉　Wu Xiaoyu

＊1974年にカナダの厚生大臣 Marc Lalonde によりカナダ人の健康についての新たなる展望（A new perspectives on the health of canadians）という題で報告された「ラロンド・レポート」は、健康を決定しているのは生物学的要因だけではないことを宣言した。それは、その後のプライマリ・ヘルス・ケア（PHC）、さらには1986年のヘルス・プロモーションに関する「オタワ憲章」の誕生を導くものになった。また、George Engel は1977年に「生物・心理・社会モデル」を提唱し、疾病を診断し治療を適応する「生物医学モデル」だけではなく、心理・社会的要因を含めたシステムの異常として病気を捉える必要があると述べた（George Engel, M.D.：The Need for a New Medical Model：A Challenge for Biomedicine, Science, New Series, Vol.196, No.4286, P.129-136,1977.）。

中医看護の自然生命理論
現代看護への活用

著者・医学監修者　略歴

（2020年10月現在）

[著者]

呉 小玉　ウー・シャウユイ（Wu Xiaoyu）

京都光華女子大学 健康科学部看護学科 教授

中国湖南省生まれ。中国湖南省医薬学院（前懐化衛校）卒業後、桃源県立病院に入職。看護師長を経て、1994年に看護部長就任。1998年4月に財団法人日中医学協会による笹川医学奨学金第21期生として来日し、神戸市看護大学の組織講座で看護教育や看護管理を1年間研修。1999年4月兵庫医科大学救急部研修生としてICU・救急救命の管理に関わる。2000年4月大阪府立看護大学修士課程、2002年4月兵庫県立看護大学博士課程、2005年に同課程を修了。2005年4月園田学園女子大学人間健康学部人間看護学科准教授、2010年4月北海道名寄市立大学保健福祉学部看護学科教授、2012年4月兵庫県立大学地域ケア開発研究所・看護学研究科教授を経て、2017年4月から現職。

[医学監修]

安達 勇　アダチ・イサム

静岡県立静岡がんセンター 参与
日本東洋医学会 専門医、国際委員会アドバイザー
公益財団法人日中医学協会 副会長兼総務理事

中国長春市に生まれ、北京市八一小学校、北京師範大学附属中学（101）に学び、帰国。新潟大学医学部卒業後、国立がんセンター中央病院に32年間勤務し、2001年静岡がんセンター立ち上げと同時に緩和医療科部長に着任。専門は緩和医療学・臨床腫瘍学・腫瘍看護学・東洋医学。日本緩和医療学会名誉会員、日本乳癌学会名誉会員、アジア乳癌学会名誉会員。中国医科大・大連医科大・河南科学技術大などの客員教授を兼任。著書に『がんと漢方』（南山堂）、『再発乳癌治療ガイドブック』（南江堂）など。国立がん研究センター田宮記念賞、中国衛生部留学生優秀管理者賞などを受賞。

小玉 城　コダマ・ジョウ

大阪大学大学院医学研究科

2009年大阪大学医学部卒業後、日本国家医師免許取得。2010年日本医師会ACLS（二次救命処置）研修修了。2011年兵庫県立西宮病院初期臨床研修修了。2018年大阪大学整形外科医局後期臨床研修修了（関西労災病院、星ヶ丘医療センター、大阪医療センター、姫路赤十字病院等に勤務）。同年緩和ケア研修会修了。2019年日本整形外科学会専門医資格取得。2020年大阪大学研究科博士課程卒業見込み。日常の診療に積極的に中医学の理念を取り入れ、漢方薬や中医理論の運動療法等を活用している。

中医看護の自然生命理論から
ユニバーサル自然看護モデルへ

❶ 中医学・中医看護の普及が必要な理由

　最初に「本書を書こう」という気持ちになったのは、1998年に中国の国家派遣で「笹川医学奨学生21期生」として初めて日本に来たときである。そのときは単に中医学の生命理論を日本に紹介したかった。

　大学院生時代に、指導教官からプライマリ・ヘルス・ケアについて学んだ。その後の看護教育や看護実践において、その知識を生かし、ユニバーサル・ヘルス・カバレッジ（Universal Health Coverage：UHC）の実現に向けての国際看護の動向も把握することができた。世界的な健康格差は著しく、貧困な発展途上国と先進国、同一国内でも農村部と都市部の格差は、UHCの実現への重大な阻害要因となっている。

　今や、人々の健康は、地球レベルの移動などによって多様な影響を受けている。以前から、世界保健機関（WHO）は「すべての人に健康を」と提唱しているが、それに加えて、新しい概念で国連が推進しているものが「UHC」である。UHCは「全ての人が適切な予防、治療、リハビリ等の保健医療サービスを、支払い可能な費用で受けられる状態」を指している[*1]。

　「すべての人に健康を」や「UHC」の視点から、看護はユニバーサル社会に生じる多様な健康ニーズに対応していかなければならない。看護職である私たちは本格的な「ユニバーサル・ナーシング」の時代の入り口に立ち、今までの先駆者たちが築いてきた看護をどのように未来に発展させていくか、使命として感じなければならない。

　看護哲学理論家であるロジャーズ博士は、「看護という科学は人間の生命過程を記述するものであり、人間の本質やその発達方向を予測・説明するものである。そのために、人間の過去が宇宙の志向する未来と融合し、宇宙と生命の関連について新しい説明を必要とする。

＊1
2017年12月12日、国連総会は「12月12日」をユニバーサル・ヘルス・カバレッジ国際デーにすることを宣言した（出典：国際連合広報センター）。

保健医療従事者の役割と責任は、昔のままでは未来に対応しえない」
と述べていた[1]。

　筆者は本書において、現在から未来へ、宇宙レベルのユニバーサ
ル・ナーシングはどのように進むかを、中医学の理論に基づき深く考
えた。中医学は先見性と科学性のある宇宙レベルの生命理論であるた
め、中医学の「生命に関する思想の根底になるもの」は何かについて
再考したいと思う。

　そこで考えたのは「中医学は人間の生命を中心に、自然との調和で
健康を守ることができる。ということは、たとえどんな貧しい人たち
に対しても健康を享受させうる」ということである。

　従来、中国では「農村衛生所のはだしの医者」が地域に立脚し、中
医学の手法で農民たちの健康を守ってきた。それは世界的注目を浴
びることになった。1978年9月、旧ソ連・カザフ共和国の首都アルマ・
アタに、世界140カ国以上の代表がWHOとユニセフの呼びかけで集
まり、国際会議が開催された。この会議で「西暦2000年までにすべ
ての人に健康を」という目標を定め、そのための世界戦略として、プ
ライマリー・ヘルス・ケア（PHC）という理念を打ち出した[2]。そ
のアルマ・アタ会議において、PHCの理想として中国は賞賛を受けた。
UHCの実現には、低コストで侵襲性が少ない中医看護の普及が重要
であると考えている。

❷ 「天人相応」という思想から築いた理論と
　中医学の重要な法則

　筆者は、中国で看護の基礎を学び、中国の看護文化の教育を受けて
きた。そのときに必修科目として学んだ中医看護の基礎知識を思い出
す。

　中医学の生命に対するホリスティックな考えは、人間と宇宙・自然
とのかかわりを重視する「天人相応（てんじんそうおう）」という思想から築いた理論で
ある。それに基づき、筆者はあらためてこれからの看護を考えたい。

　「天人相応」の思想は宇宙・自然と生命を関連させた中医学の核心
的理論であり、それは人間の生命に対する理解・健康の在り方、およ
び中医学の実践のすべてに貫かれている。そして、中医看護の「宇宙・
自然と生命を一体化する看護観」は、2500年以上の歴史を持ちなが
らも、現代の看護理論家が強調する人間の過去が宇宙を志向する未来
と融合するニーズに合致している。

　毛沢東は「人類の健康に貢献する功労は、10で分ければ、医療は3、

　中医看護の自然生命理論からユニバーサル自然看護モデルへ

序論

看護は7である」と言った。この言葉のおかげで、筆者は中国の看護師になったことを自負している。毛沢東は「中医学は中国の貴重な財産である」「中国が世界人民の健康に貢献したものは2つ、1つ目は太極拳、2つ目は中医学である」とも述べていた。実際は太極拳も中医学に含まれる。すでに世界に広がっている太極拳は、今までもこれからも、人々の健康のために不滅の貢献をするだろう。

　一般的に、世界中に重要視されているのは、毛沢東が言った「医療は3、看護は7」の3に当たるもののみで、看護の部分に関してはまだ十分に重要視されていないのが現状であるように思う。しかし、最近の医療情勢の変化に伴い、チーム医療の現場においても、在宅等の保健の前線においても、医療だけではなく、看護からの「中医学的アプローチ」は重要になってきている。

　中国の伝統医学書には「看護」という言葉はなかったが、人の疾病に対する中医学の重要な原則は、"三分治、七分養"であり、毛沢東が言った「医療は3、看護は7」と共通である。"治"が疾病を治療する（病気を発症前の段階であらかじめ治療するという意味もある）のに対して、"養"は疾病の予防・保健・看護ケア・リハビリテーションという広い意味の看護を指す。

❸ 徐々に広まる日本の看護教育における漢方医学

　日本では、中医学は「漢方医学」または「東洋医学」として使われている。『デジタル大辞泉』(2018)[*2] による定義では「中国から伝来し、日本で発展した漢方医学」とされている。2001年に文部科学省から提示された「医学教育モデル・コア・カリキュラム」には「和漢薬を概観できる」の到達目標が提示され、漢方医学がカリキュラムに導入された。そして、2007年から全ての医学部で漢方医学の講義が実施されている。

　一方、日本の看護師養成所指定規則では漢方医学に関する指定はないが、実際には漢方医学に関する研修会等は多く行われている。医学中央雑誌を利用した文献レビューで「漢方医学」を検索すると、医療の文献は5万タイトル近く、看護の文献も673タイトル挙がってくる。

　そのうちのひとつ、「中野榮子，安酸史子，山住康恵，東あゆみ，八尋陽子，佐藤香代：看護基礎教育における漢方医療教育の実態、福岡県立大学看護学研究紀要10巻2号、p.65-71，2013」で発表された全国の看護師養成機関932校の調査結果では、回収された469校のうち、漢方医学教育を導入している教育機関は17校（3.6％）であった。

＊2
松村明監修：デジタル大辞泉，小学館

17 校のうち、大学と短期大学が 11 校（64.7％）を占めていた。

　また、「漢方医学教育を取り入れたほうがよい」とする意見は、469 校中 145 校（30.9％）あり、関心が多いことが示されていた。「竹森志穂，江口優子，吉田千文，山田雅子：漢方医学に関する看護師の生涯教育の検討，聖路加看護学会誌，19 巻 2 号，p.54-60，2016」では、漢方医学に関する研修会の参加者を対象とした研究の結果から、看護師が漢方医学を学ぶ意義として、

【漢方医学の考え方や漢方薬の作用を理解することができる】

【看護師の対象をとらえる力が強化される】

【看護師のケア力を向上させる】

【看護師の役割を再認識する機会となる】

という 4 つのカテゴリーが抽出されたことを報告した。これは看護基礎教育における漢方医学教育の重要性が示唆されたものといえよう。

❹ 欧米でも注目される中医学・中医看護の技術

　最近は、漢字の国でない欧米においても、中医学・中医看護の技術が注目され、中医の実践現場に研修生が多く現れている。

　アメリカは「中医学」の実践を法律で認めている。特に中医看護において最も特色ある自然治癒力を重視する陰陽五行説に基づく鍼灸治療や看護技術が大きく発展している。中医看護を学問として、"Academy for Five Element Acupuncture"、"Academy of Chinese Culture and Health Sciences" といった修士課程は 64 校、"Yo San University of Traditional Chinese Medicine" をはじめ、博士課程も 10 校以上が開設されている[3]（蘇，2017）。

　また『中医臨床』104 号（Vol.27，No.1，p.150，2006）には次のよう書かれている。

　「中医のなかで、アメリカ政府に最初に認められたのは針灸である。その後、針灸に関する教育・研究は盛んになり、治療する疾患も心臓病・心不全・高血圧・糖尿病・肥満・アレルギー性疾病・関節炎などに及び、学会等も多く設立されるようになった」

　一方、ヨーロッパでも、中医学に関する教育機関が多く設置されている。イギリスでは、大学等の教育機関で中医学教育を行い、中医学を実践する医療施設の数も 3000 を超えている。現在は西洋医学より、自然治癒効果がある中医学を信用する人々も増えているという情報もある（MA Bo-ying：The Mentality and Self-Confidence of Chinese Medicine Doctor，JOURNAL OF CHINESE MEDICINE IN THE

＊3 蘇小白ブログ
http://blog.creaders.net/u/9743/201712/309283.html

序論

中医看護の自然生命理論からユニバーサル自然看護モデルへ

UK, Vol.6 Issue.1, MARCH 2017)。

　ドイツでは、1991 年に中国と共同で「中医病院」が開設されて以来、中医治療の施設が年々増えてきている。2017 年には年間に中医治療を受ける患者数は 200 万人に上る[*3]（蘇，2017）。

＊3 蘇小白ブログ
http://blog.creaders.net/
u/9743/201712/309283.html

❺ 中医看護の基本的考え方と導いた先人たち

　看護ケアの原則は、自然界（大宇宙）のしくみと、人の体（小宇宙）のしくみは基本的に同じだ——という「天人相応」の生命観により人間の健康を援助することである。つまり、「自然との調和により健康を守る」という思想に基づき、人間の生命が本来持っている自己治癒力を重要視し、生命を中心に、人間の身体的および心理的安らぎを得ることをめざして、休養環境を改善し、自然環境に動的および静的な休養ができるように注意を払い、自然栄養コンディショニングを向上させるなどの生活への工夫をすれば、医学的な治療を受ける必要性が少なくなる。このようなケアは中医看護の本質である。

　中医看護では、自然とのかかわりを重視し、薬食同源（生薬の原材料として用いられる自然界にあるもの全てを食物と考え、個々人ごとに異なる体質に適した食物を効果的にとれれば病気の予防や治療になる）・医食同源（日頃からバランスのとれた食事をとることで病気の予防や治療になる）・太極拳・八段錦・腹式呼吸・五行音楽等による体質調整などのコストのかからない、人間本来の潜在的治癒力や養生力を重視する。そして、それらを看護実践や看護研究に取り入れている。

　中国の古典医学書『黄帝内経』では、「腹八合医者いらず」や「聖人不治已病治未病（聖人は已病を治せず未病を治す）」の保健思想が強調され、人々の病気が発症する前に治めるという予防や健康増進を重視する看護観が明確に書かれている。

　『黄帝内経』は医書として認識してきたが、"三分治、七分養"つり「医療は 3、看護は 7」という思想で構成されている。医療の 3 の中でも「病気を発症前の段階で治める」という予防を含め、さらに治療そのものも看護とは切っても切り離せないとしていることから、医書というよりは "看護の道標" と言ってもよいだろう。筆者は本書において、その内容を紹介し、その中に潜んでいる中医看護の理念や思想を日本の看護界に紹介したいと考えている。

　原始社会、人々は生活や生産活動の中から次第にケアの経験を積み重ね、それらを知識として蓄積していった。それが中医学・中医看護の始まりである。ここで中国の歴代の名医たちを概観したい。

華陀（145-208年）は中国後漢末期の非凡な才能を持つ伝説的な外科医師であったが、手術・医療技術だけではなく、保健予防の思想にも優れ、看護ケア技術にも長けていた。

中国唐代の医者である孫思邈（581-682年）は、世界史上有名な医学者であったが、患者の尿貯留による苦痛を緩和するために、ネギの葉の先端を尿カテーテルのように作成して尿道に挿入した導尿術を発明した。

李時珍（1518-1593年）は、中国本草学の集大成とも呼ばれる『本草綱目』の著者で、有名な薬学医師であったが、薬の処方だけではなく、煎じ薬のケアや服薬ケア等を患者に提供していた。明・清時代の、艾の燃焼による疫病予防や、雄黄酒（自然硫黄を混ぜた消毒用の酒）による空気の消毒、蒸気による衣類の滅菌など、さまざまな看護技術は今になっても、その科学的意義は失っていない。

❻ 中医看護の思想を現代看護につなげる

筆者は、日本に留学していた大学院生時代に、看護や看護対象者に対して初期の看護研究を行った。また、「看護とはなにか」という疑問を持ち始め、看護理論家や多くの先行研究者の偉作から、その答えを求め続けてきた。

さらに、看護教員になってからは、「看護とはなにか」に加えて「人間とはなにか」「健康とはなにか」、そして「生命とはなにか」につながる看護概念を、看護学の過去の理論と現在の実践に基づいて、学生に教えてきた。その中で、中医学の学びを通して
【看護師の対象をとらえる力が強化される】
【看護師のケア力を向上させる】
【看護師の役割を再認識する機会となる】
ことも繰り返し伝えてきた。

「看護」は昔から人々の生活の中から生まれ、人々の生命過程においては、看護ケアをしつつされつつ生きてきたといえる。そう考えると、「人間はだれでも看護をなしうる」と言っても過言ではないだろう。これは「ケアが人間の本質的な活動であり、ケアする人とされる人の関係は相互的である」というミルトン・メイヤロフのケアの概念と一致している。

その上で、看護学の役割は、人々がしつつされつつ行っている看護ケアの行為を、いかに知識として体系化し、学問としてつくり上げ、人々の潜在的な力や自然治癒力をさらに引き出していくかということ

だと考える。

　古代から築き上げられた中医学の独特な理論システムと、人と自然の一体性といった保健予防的な思考様式は、どちらも「易経」という中国の伝統的な文化から生まれたものである。

　宇宙を中心に生命と大自然の関係性に基づく中医学の「天人相応」の思想は、自然と調和して健康を守ることを勧め、中医看護の理論的な支えとなった。その役割は生物学や化学が近代医学に果たした役割と同等であると言っても決して過言ではない。

　「歴史は未来を予測し、未来の始まりである」と言われているように、「天人相応」の宇宙的な看護観は、数千年前の中医学で予測された当時の未来で、過去と未来のつなぎ目である現代看護の姿ではないかと考えている。

　そのため本書では、中医学の看護思想である「中医看護」を現代看護の構造とつなぎ、その理解をさらに深めて生まれた「ユニバーサル自然看護モデル」を最後に提唱したい。このモデルが、今後の看護を説明するひとつの手がかりになればと切実に期待している。

【引用文献】
1）マーサ・E・ロジャース：ロジャーズ看護論，樋口康子・中西睦子訳，医学書院，p.3-4，1979.
2）WHO，UNICEF 著／能勢隆之，斎藤勲訳：プライマリーヘルスケア―WHO 事務局長および UNICEF 事務局長合同報告書，財団法人日本公衆衛生協会，p.1-2，15-17，1978.

第一部

「中医看護」の自然生命理論

中医看護の誕生

中医看護の誕生 ── 学びのポイント

① 「中和に至るは、中庸の道なり」とは何か
② 『黄帝内経』の構成について大まかに理解する
③ 『黄帝内経』で重視する 3 つの考え方を知る

　本書では、中国の古典医学書『黄帝内経_{こうていだいけい}』（著者不明、紀元前 770
年～紀元前 221 年の春秋戦国時代に書かれた）に基づき、中医看護の
生命理論および看護実践を論説する。

　「はじめに」にも述べているように、『黄帝内経』では「聖人不治已
病治未病（聖人は已に病みたるを治さず、未だ病まざるを治す）」の
保健思想が強調され、「人々の病気が発症する前に治める」という健
康増進や予防を重視する看護観が明確に書かれている。

　『黄帝内経』は医書として認識されてきたが、実はその内容は「三_{さん}
分治_{ぶんち}、七分養_{ななぶんよう}」になっている。これは「医療は三割、看護は七割」と
いう意味で、全編を通して「三分治、七分養」の思想で構成されてい
る。また、医療三割の中でも「病気を発症前の段階で治める」という
"予防"の思想が重視されており、「今の医療現場では治療そのものも
看護とは切っても切り離せない」と指摘されている。これらから考え
ても、『黄帝内経』は医書であると同時に、看護書ともいえるだろう。

❶ 「中医」の意味

（1）中医看護の理念「中和に至るは、中庸の道なり」

　現代社会は「中医」という言葉を中国の伝統医学を示すものと考
えており、世界保健機関（WHO）も中医学を「Traditional Chinese

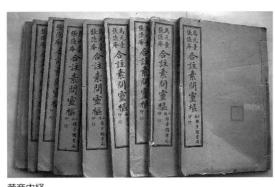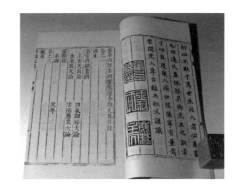

黄帝内経

Medicine」と命名している。

　しかし、中医学や中医看護の"中"は、実は「中国」を指すのではなく、「至中和、中庸之道（中和に至るは、中庸の道なり）」の"中"を指している（孫樹建：世界に中医看護学を真に理解してもらうために、学技術月報 第25号：中国伝統医学 〜「中医看護学」と「漢方医学」について〜、2008年10月20日発行）[1]。

　"中和に至る"ことは中医看護の中心的な理念であり、古代中国の儒学文化からの影響を受けて中医看護の理論がつくり上げられるもとになっている。また、"中庸の道なり"というのは、"中和に至る"意味として政治・社会や人間の在り方、考えや行動でとるべき道として広く使われている。

　"中庸"の意味としては、一般的には「偏らないこと」「平常であること」を指しているが、儒学の基本思想を示した有名な4つの経典（『論語』『孟子』『大学』『中庸』）のうちの1つである『中庸』においては、次のように解説されている[2]。

　「喜怒哀楽の感情がまだ起こっていない精神状態はどちらにも偏っていないときに、これを『中』、起こってもそれがすべて節度に従っているときには、これを『和』と言う。『中和』を実践すれば、天地も安定して天災など起こることもなく、万物がすべて健全に生育するのである」

　儒学では『中和』の実践によって人の世も自然世界も最善の調和を現すこととなり、その調和した世界の中で万物万事が生き生きと本性を伸ばして生成展開するのである。

（2）人体と自然界の一体化「天人相応」

　中医看護は、身体の構造、生理、病理、診断・治療に関する医療知

識のみで構成されているわけではない。「自然観」「宗教観」「宇宙と人間の関係」を中核な概念とし、"中和"の実践によって、人も自然の万物もすべて健全に生育することをめざすための学問として成り立ったものである。そのため、中医看護の最も大きな特色は、人間の健康を「人体と自然の一体化」として見る"ホリスティックな考え方"、つまり「天人相応」をめざすところにある。そして「中和に至るは、中庸の道なり」を「天人相応」の目標に達するための必須条件としている。

「天人相応」のうち、「天」は自然・宇宙、「人」は文字通り人間のことである。そして「相応」は人と自然・宇宙を一つの統一体と考えて、人間が天地自然の変化に相応して変化する。そうすることで、人間が初めて自然の健康生活を送ることができるということである。つまり、「人と自然の調和」「人の内部と外部の調和」に当たって、陰と陽のバランスがとれている状態を「天人相応」という。

言い換えれば、「天人相応」は人間の健康状態を表すものであり、治療や診断のあらゆる面においては、人の生活が自然と相応し、陰陽バランスを中和に至るようにすることが目標となる。

このように、「中和に至るは、中庸の道なり」の思想は中医看護理論の実践を指導する中核的理念になっている。

❷『黄帝内経』── 歴史上、最初の医学書の誕生

（1）「素問編」と「霊枢編」からなる『黄帝内経』

中医看護の生命理論は、2500年以上の歴史をもつ。その誕生は『黄帝内経』の発見によって明らかになった。『黄帝内経』は「素問編」と「霊枢編」の2部から成り、162編（素問編と霊枢編それぞれ81編ずつ）で構成されている。

「素問編」は、黄帝（中国古代の第一王様とされる人物）が質問をして、黄帝の師である岐伯が答える形で構成されている。素問の"問"は、このやりとりのことを示している。そして、その内容は、主に人間生命の理論や考え方等が記載されている。"素"というのは、この人間生命の体質を表している。

一方、「霊枢編」の"霊"は心霊の霊（生命の核）を表し、"枢"は鍵となる重要なものを表す。したがって、霊枢は"生命の鍵"を指している。この部分は、主に人間の経絡や五臓六腑（人の内的環境）と大自然（人の外部環境）との関係性を利用し、ツボや鍼灸等によって

人間の自然治癒力を活用する理論や方法が記載されている。

　『黄帝内経』の中心的思想は、人は自然と一体化することによって人間自身の内的治癒力が持てるということである。つまり、人が健康的長寿を保つのは、外的な医療や薬を求めるのではなく、人体の経絡や五臓六腑、そして気血水（漢方における病態をはかるものさし）の働きを自然の変化に相応させて、人が本来持っている内的能力を活性化することである。

（2）数千年来の観察・研究と疾病との戦いの経験が結晶

　このように、『黄帝内経』は、人が生きていることを"全体的"に捉え、生命の営みを緻密にみる論説の本である。そこでは「人間と自然の一体性」「臓器同士の一体性」「精神と肉体との一体性」など人間をどのように一つの統合体として理解するかの知見が得られる。病気だけを問題にするのではなく、その人の習慣や感情の傾向、食事、またはその人の住んでいる土地や季節などとの関わりから、総合的にみていくことが大切と説かれている。さらに、人が健康で寿命をまっとうするためにはどのようにあるべきかについて、人体の生理から病理、診断、治療や養生法、予防法の観点から集約し、当時の自然哲学をはじめ、天文や暦法、気象といった自然科学の知識を駆使して成書されている。

　この『黄帝内経』に示された中医看護は、自然との調和から生まれたものであり、数千年来の生命現象に対する観察・研究および疾病との対応の経験が結晶したものである。そこには、独特の理論体系が形成されている。その理論体系が形成される（つまり、『黄帝内経』が成書される）までには少なくとも5000年以上の歴史がある。

　山田（1999）は中医看護について以下のように述べている。

　「（中医看護は）中国にとどまらず、近隣の諸民族に伝えられ、風土や社会や習俗や体質や心性などの違いに応じて独自の発展をとげ、それぞれの地で漢方・鍼灸や和漢医学などになって、その社会に深く根を下ろしている」[3]

❸『黄帝内経』における「天人相応」の思想

（1）「天人相応」の思想を示す黄帝と岐伯の問答

　『黄帝内経』の中核は、人間を自然の枠組に置き、自然・宇宙の変化法則と相応する身体の構造、生理、心理、精神、情緒等およびそれ

に対する健康予防・診断・治療・看護に関する知識をシステム化にすることにある。それにより、「自然観」「宗教観」「宇宙と人間の関係」を説明し、自然生命のあり方を論じる。

　「病を治療すること」は中医看護の本来の意味ではない。本来の意味は前述した「聖人不治已病治未病」（5ページ）に示された「已病を治さず、未病を治す」である。『黄帝内経』においては、「人間は宇宙の軌道に乗って前進すれば健康を保つ。この軌道から逸脱すると已病へと変化していく。いわば宇宙の軌道は境界線ともいえる。一度、軌道を外れても、再び軌道に戻れば健康を回復する」と書かれている。

　このことをわかりやすく示した黄帝と岐伯の問答が『黄帝内経』の「素問編」の冒頭にある。黄帝は岐伯に問う。

　「大昔の人々は百歳を越えてもまだその動作が衰えることがなかったのに、今どきの人々は五十歳になればよぼよぼしてくる。これはどうしたわけだろう？」

　これに対して岐伯は次のように答える。

　「大昔の人々の中で養生の道理をわきまえた者は、春夏秋冬の天の気に調和し、飲食に節度があり、起き臥しに決まりをつけ、みだりに心身を過労させることがないので、肉体も精神も共に調和がとれていたからでしょう」

　岐伯の言葉からは、人間の健康を保つために「四季の変化に応じて生活すること」「飲食に節度があること」「生活起居に規律をつけること」「心身を過労させないこと」が必要であることがわかる。これは現代の健康管理の考え方と一致している。しかし、現代の健康管理においては、最初の「四季の変化に応じて生活すること」、つまり「自然環境への調和」については、多くの人の認識が薄いように思われる。

（2）『黄帝内経』で重視されている考え方

　『黄帝内経』には、人々の「健康生命の在り方」について、次のように書かれている。

「上古之人、其知道者、法于阴阳、知于术数、饮食有节、起居有常、不妄作劳、故能形与神俱、而尽享其天年、度百岁乃去」[4]

　これを訳すと以下になる。
　「太古の人々は養生の道理を知り、陰陽の法則にのっとって、休養の術を生活に取り入れ、飲食に節度を保ち、起居にリズムを持って、休息と労働のバランスをとっていた。だから、肉体と精神が共に健や

かで、自然な寿命を享受して、百歳を超えて亡くなったのだ」

　また、次のようにも書かれている。

「人以天地之気生、四時之法成」
（ひといてんちのきせい、しじのほうなる）

　これは「人は天地の気によって生じ、四季の法則によって成る」ということである。人々は自然の四季と対立せず、生活リズムや衣食住行のすべてを自然の変化に順応させることではじめて健やかに成長し、自然な寿命を享受にすることができると説いている。

　一方、『黄帝内経』では、「疾病治療」についても、常にバランスを保つという中庸の思想を貫いている。

　例えば、「寒は之を熱し、熱は之を寒す」がある。これは「寒病に対しては熱の方法を以って治療し、熱病に対しては寒の方法を以って治療する」ということであるが、孫樹建（2008）は「実は之を瀉し、虚は之を補す。昇は之を降し、降は之を昇す。飽は之を餓し、餓は之を飽す。労は之を逸し、逸は之を労す」等々によって、医学の最高境地を具体的に表現していると解釈する[1]。つまり、

「実は之を瀉し、虚は之を補す」

　実証に対しては瀉法を施してこれを抑える治療をし、虚証に対しては補法を施して体の弱みを補う治療をする

「昇は之を降し、降は之を昇す」

　上昇している病気（嘔吐、喘息）などに対しては降下の治療をし、下降している病気（下痢）などに対しては上方に昇らせる治療をする

「飽は之を餓し、餓は之を飽す」

　栄養過多に対しては食を絶って餓えによって治療をし、栄養不良に対しては給食によって栄養を補助する

「労は之を逸し、逸は之を労す」

　過労に対しては休息によって治療をし、運動不足に対しては運動によって治療をする

ということになる。

　さらに「三因治宜の原則」についても書かれている。「三因治宜」（さんいんちい）は、整体看護の意識を重要視しながら、人それぞれの個別性を重視するものだが、その原則として3つ、「地理的環境に起因するもの」「本人の体質に起因するもの」「時間・季節差に起因するもの」が挙げられている。

　この3つの違いによって、それぞれ看護の方法が違ってくるが、そのような人間の個別性を重要視する看護実践のために指導価値の高い示唆が『黄帝内経』には示されている。

（3）中国の歴代の名医を育てた『黄帝内経』

　中国では『黄帝内経』の影響を受け、下記のような名医たちが生まれていた。

　後漢時代の張仲景（Zhang Zhogjin、150-219年）は、脈診や望診（視診）により、当時の皇帝が20年後に病気になることを予見し、治療を勧めたが、放棄された。そして、皇帝は20年後に本当に病気になった。張はいかに健康に病気をせず過ごせるか、どう病気と闘うかを研鑽し、『黄帝内経』を熟読し、自らも『傷寒雑病論』を著した。中医看護をより体系化させた人物である。

　同時代の華陀（Hua Tuo、145-208年）は、5種類の動物の動きを真似て体を動かす「五禽戯」という医療用気功を開発した。それと同時に、麻酔薬「麻沸散」を発明し、それを使って1800年前に腹部手術を行ったことで有名である。

　唐代の孫思邈（Sun Simiao、581-682年）は、発病を予防することに重点を置き、生活規律が正しく保つことができれば、病気を免じることができるという見解を示し、“体形有可愈之疾、天地有可消之災”（体の形に治癒できる疾あり、天地に消滅できる災あり）と強調して、“存不忘亡、安不忘危”（生存と思うときは死ぬことを忘れず、安全と思うときは危険があることを忘れず）という防災思想も提唱した。孫思邈は、気の調整、飲食と薬物同源、衛生習慣の重視、運動・保健といった活動を組み合わせて、毎日の生活に取り組むことを主張した。

　明代の李時珍（1518-1593年）は、『黄帝内経』を熱心に学んで20代で名医になった。貧しい人に無料で診察する代わりに、その地方の民間療法を教えてもらったり、自ら体験したりして得た知識と鋭い自然観察力によって、20数年も費やし、『本草綱目』という全52巻に及ぶ膨大な薬学書を完成させた。

　このような数えきれない歴代の名医たちは『黄帝内経』を一生懸命に研究した上で、自分なりにユニークな考え方をまとめ、学術的に成就したのである。

（4）求められる中医看護の看護学説の整理

　張仲景は『傷寒雑病論』の序文において、「本書は『黄帝内経』を理解してから読まなければならない」と書いている。このように『黄帝内経』はどの時代においても不朽の医学の書であり、人間の生命を理解するための不可欠の偉作である。実際、『黄帝内経』の知識や理論は、現在も絶えることなく、中医学・中医看護において実践に応用

されている。

　今、「看護」の世界ではさまざまな知識や経験が蓄積されてきている。その中で、中医看護の学習・研究・応用と普及が世界規模で推し進められている。それに伴い、中国の伝統的な中医看護文化が形成しており、現代の西洋の看護理論家たちとの看護論との間に驚くべき暗合（一致すること）が生まれている。そして、その啓発は時代を超えた価値があるはずだが、中医看護の中に存在している多くの看護学説はいまだに整理されておらず、世界に認識されていない。

【引用文献】
1) 孫樹建：世界に中医看護学を真に理解してもらうために，学技術月報 第 25 号：中国伝統医学 〜「中医看護学」と「漢方医学」について〜，2008.
2) 金谷治訳：大学・中庸，岩波文庫，1998.
3) 山田慶兒：中国医学はいかにつくられたか，岩波書店，1999.
4) 姚春鵬訳注：黄帝内経（上）素問，中華書局出版，p.17，2010.

「天人相応」誕生の背景と構成

「天人相応」の誕生の背景と構成 —— 学びのポイント

① 「太極図」の形成の経緯と本質を理解する
② 二十四節気の自然変化と太極図の関係を理解する
③ 自然運動の法則に基づいた「五行説」を知る
④ 「太極」「陰陽」「五行」の関連を学ぶ
⑤ 中医看護における「陰と陽」の位置づけと意義を理解する

❶ 人間の生命と自然との関係を統一的にみる「天人相応」

　本章では、最初に『黄帝内経』における中医看護の生命理論を構成する「天人相応」の思想や概念を整理し、続いて現代看護学説と中医看護との関係性を整理して、人間・環境・健康・看護という現代看護の構造を理解する。

　第1章で、『黄帝内経』は「素問編」と「霊枢編」の2部で構成されていると述べた。「素問編」では、陰陽法則と五行学説を用いて解剖・生理・病理などの人体の内部環境と外部環境を解釈することが述べられており、「霊枢編」では、生命と自然を調和するための治療法として、薬・灸・鍼・按摩などの医学的理論と考え方が主に述べられている。

　それを受けて本章では、『黄帝内経』全編を通じて語られる「中医看護の生命理論」について解説する。中医看護の生命理論で最も特色といえるのは、人間の生命と自然との関係を統一体的にみる「天人相応」の考え方に基づいていることである。

　ここでは具体的に「太極図と天人相応」「二十四節気の自然変化と太極図」「陰陽現象を表現する五行の分類」「宇宙の三陰三陽に基づく人体の構造」を示す。

❷ 「天」(＝自然)の変化を表す「太極図」の形成

(1) 始まりは「伏羲の疑問」から

　「太極図」は中国の文明史上最初の書とされ、伏羲から周文王(紀元前 12 世紀 - 紀元前 11 世紀ごろ、中国殷代末期の周国の君主)、そして、孔子(紀元前 551 年ごろ〜前 479 年、春秋時代の思想家)の手によって、太古→中古→近古を経て成書となった「易経」から生まれたものである。

　約 7000 年前、歴史上で最初の気象学者ともされる伏羲は、「時間はいつから始まり、空間の極限はどこになり、太陽はなぜいつも東から昇り、西に落ちるのか、生命はどのように発生したのか？」と問うことから、自然を観察・認識する手段を考え出した。この自然観察手段からは、宇宙の構成になる最も基本的要素は陰と陽であることが認識された。さらに、人体内部のミクロな構造の探索から、マクロな視点で人々の生活と自然現象や構造の関係性を観測できるものだった。

(2) 圭表が明らかにした「二十四節気」

　伏羲は樹木が太陽に照らされてできる影の長さが変化することに疑問を持ち、そこから「圭表」(図 1-1)を表した。そして、その圭表を用いて太陽と地球の位置関係を計算し、「方位」や「太陽年の長さ」などを観察した。その観察過程においては、日の出が東方、日没が西方、樹木の影が最短になる正午を南方とし、北極星で北方を確定した。また、圭表の影が最長の日を冬至の投影とし、最短の日を夏至の投影として、そこから太陽年が 365 日であることも測定した。さらに、時間を計算して「二十四節気」を定めた。

　図 1-2 は太極図を復元した「原始太極復元図」である。丸い図の円周は 24 等分されており、これは二十四節気を表している。一方、勾玉のような形は二十四節気のそれぞれの日における太陽光による影の長さを示している。丸い図の半径は 6 等分されており、夏至のときの影の長さを「0」とすると、秋に向かって影はだんだん長くなっていき、秋分には「3」の長さになる。そして、冬至には最も長くなって 6 等分すべてが影になる。その後、春に向かって影は短くなっていき、春分には「3」となり、夏至には「0」に戻る。

　この 24 個の影の長さを曲線でつなぎ、夏至から冬至までの影の部分を黒く塗りつぶすと「太極図」ができあがる。「太極」は万物の根源であり、陰陽動静の絶え間ない変化等の現象から、その後の「陰陽

図 1-1　圭表

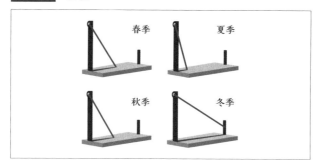

春季　夏季　秋季　冬季

図 1-2　原始太極復元図と太極図

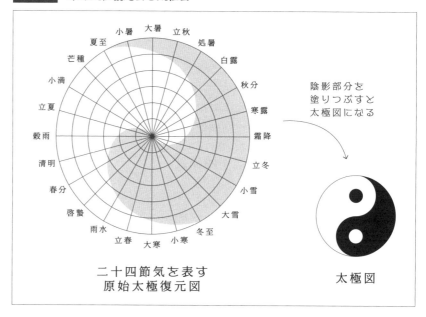

二十四節気を表す
原始太極復元図

陰影部分を
塗りつぶすと
太極図になる

太極図

五行説」の基本になった。

　原始太極図は15日ごと（一節気）の気候変化をみる手がかりとなる図で、本来の二十四節気は中国の中原を中心とした地域の気候をもとに名付けられた。伏羲の時代の人々はこの原始太極図を見て、作物の栽培時機を知り、太陽（陽気）と月（陰気）の変化の周期を探り、自然の法則を把握した。その法則を把握できたのは圭表であったため、圭表そのものが「自然の法則」とされ、縦軸は天文、横軸は地理として裏付けられた。それは、地球に対して最大の影響を及ぼすものが天の象（日、月、星）と地の形の変化をはじめ、草木の成長と枯れ等の自然現象の変化への推論や、年月日や四季の変化を圭表で把握することができるからである。

　ただし、伏羲の時代は地球が自転していることで、地球上に昼と夜

キーフレーズ

中原（ちゅうげん）

　今の中国河南省から陝西省の東部、黄河の中下流域に広がる平原で、古くから文化が栄えた中華文明の発祥地。

があることや、地球が太陽を中心に公転することで、地球上に一年があることについては、まだ認識されていなかった。現代科学が明らかにした地球と太陽の関係性による変化は「天地の運行法則」として認識されていた。

（３）中医看護のエビデンスのもととなる「太極図」

伏羲時代には文字がまだ発明されていなく、伏羲は記号等で自然にある８つの現象（天／地／日（火）／月（水）／雷／山／風／沢）を「陰陽八卦（いんようはっか）」として表した。日を「陽」、月を「陰」として一陰一陽を「道」（生命の起源と成り行き）といい、陰と陽は絶えず変化し、「陰が極になれば、陽に変じ、陽が極になれば陰に変ず」とした。

「太極図」の陰部分中央にある魚眼のような白色の点は「陰中の陽」を示し、いくら陰が強くなっても陰の中には陽があり、後に陰が陽に転じることを表す。陽の中央の黒い点は同じように「陽中の陰」を示し、いくら陽が強くなっても陽の中には陰があり、後に陰に転じることを表している。つまり、「太極図」は、これを永遠に繰り返すことを表しているである。中医学はそれを利用して陰陽どちらか一方に偏ったりすれば病気になるという理論に発展させた。

宇宙の変化は、陰があれば陽があり、陽があれば陰があるという二現象の絶え間ない量的な増減変化から「消長循環」の概念が生まれ、その陰と陽の消長循環から、老陽・少陽という「二陽」、老陰と少陰という「二陰」の「四象」（春夏秋冬）が観察された。また、陰と陽の現象から、地球上で見える太陽と月の運行関係が明確となり、天は「乾」、地は「坤」として定義された。

陰と陽の変化は規律的に絶え間のない変化の過程（法則）があり、それは太陽系の規則的な動き、および二十四節気の規則的な変化と一致する。そのため「宇宙にある万事万物の客観的発展法則も同じである」と推論される。やがて、人間は自然の変化にしたがって、春に種を播き、その種は夏に成長し、秋には作物として収穫され、冬に備えて貯えるという生活をすることができるようになった。

このように、古代中国では、自然を「単なる現象」として捉えず、本質的で普遍的な意義を有する宇宙の真理を反映するものとして探究していた。それは、陰陽（暗・明）と五行（木・火・土・金・水）の循環性関係を解明することにつながり、さらに天文と地理の観察を総括する法則と結びつけたことで「太極図」が作成されたのである。この陰陽の現象や変化の法則は、「中医看護」の三陰三陽および十二経絡理論を構成するエビデンスになった。

キーフレーズ

消長循環

陰陽の二気が絶えず、消（減じる）長（増す）して循環するということ。なお、「消」は弱くなっていくこと、「長」は生長していく、または強くなっていくことを表している。

❸「二十四節気」という自然変化の構成内容

（１）一年の気候の推移がわかる「二十四節気」

　古代中国では陰暦（旧暦）が用いられ、陰と陽の消長の現象に伴い、春夏秋冬の循環で暖・暑・涼・寒の気候が変化することを細分化して「二十四節気」を定めた（図1-3）。一年を二十四節気（一節気は約15日）に分け、24等分した位置に、それぞれの「節気」を配して、一年の気候の推移を知るようにしたものである。

　以下に、春の節気から気候の現象を述べる。文末の［　　］内は新暦でのおおよその月日である。なお、「二十四節気」は、2016年11月30日に国連教育科学文化機関（UNESCO）によって、人類の非物質文化遺産の代表作として正式に収録された。

〈春の節気〉

①**立春**：旧暦正月の月の中旬で、「春立つ」という意味であるが、寒さは厳しい。［2月4日頃］

②**雨水**：雨水はぬるみ、草木の発芽を促し、萌芽の兆しが見えてくる。［2月19日頃］

③**驚蟄**：長い間、土の中で冬ごもりしていた植物や冬眠の昆虫等が出てくる（日本では「啓蟄」と書く）。［3月5日頃］

④**春分**：昼と夜の長さがほぼ等しく、この日から徐々に昼間が長くなり、夜が短くなっていく。［3月20日頃］

⑤**清明**：草木の花が咲き初め、万物に清朗の気があふれてくる。［4月4日頃］

⑥**穀雨**：春雨がけむるように降る日が多くなり、田畑の成長の好期になり、春の季節の最後の節気である。［4月19日頃］

〈夏の節気〉

⑦**立夏**：新緑が目立ちはじめ、風もさわやかになって、夏の気配が感じられる。［5月5日頃］

⑧**小満**：陽気が盛んになり、多くの植物は花から実を結び、田に苗を植える準備をはじめる。［5月20日頃］

⑨**芒種**：五月雨が降りつづき、穀物を植えつける時期になる。［6月5日頃］

⑩**夏至**：夏が極める季節になる。昼がもっとも長くなり、夜がもっとも短くなる。［6月21日頃］

図1-3 二十四節気と生長収蔵の関係

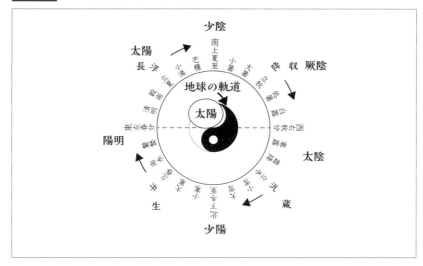

⑪**小暑**：暑さが日増しに加わってくる。［7月7日頃］

⑫**大暑**：酷暑になる。［7月22日頃］

〈**秋の節気**〉

⑬**立秋**：秋に入るが、残暑がきびしく、朝夕は秋の気配が感じる。［8月7日頃］

⑭**処暑**：涼風が吹きわたり、秋の気配が感じられ、農産物の収穫の時期。［8月23日頃］

⑮**白露**：秋気が本格的に現れる。［9月7日頃］

⑯**秋分**：春分と同じく、昼と夜の長さがほぼひとしく、この日を境にして徐々に昼が短く、夜が長くなっていく。［9月22日頃］

⑰**寒露**：五穀の収穫の時期。晩秋の色彩が濃くなり、朝晩は寒気を感じ始める。晩秋から初冬にかけて野草に宿る露が現れる。［10月8日頃］

⑱**霜降**：秋が深まり、早朝は霜を見るようになる。［10月23日頃］

〈**冬の節気**〉

⑲**立冬**：冬に入る初めの節気で、陽の気が弱く、冬の気配がうかがえる。［11月7日頃］

⑳**小雪**：本格的な降雪はないが、遠いところに白銀の雪が眺められる。［11月22日頃］

㉑**大雪**：山は積雪に覆われ、平地も北風が吹きすさみ、冬の到来が感じられる。［12月7日頃］

㉒**冬至**：太陽が赤道以南の南半球の最も遠い点に行くため、北半球では太陽の高さが一年中で最も低くなる。そのため昼が一年中で一番短く、夜が一番長くなる極点となる日である。陰気が極点になり、ここから陰気から陽気へと少しずつ変化していく。［12月21日頃］

㉓**小寒**：まだ冬の季節で、寒風や積雪がある。［1月6日頃］

㉔**大寒**：極寒の季節であるが、春に近い。［1月20日頃］

（2）二十四節気の自然変化と太極図

　夏至や冬至の日は、夏や冬に"至る"のではなく、その季節の"極限になる"ことを意味している。したがって、夏至ではこの日を境に陽気から陰気へと少しずつ変化していき、冬至では陰気から陽気へと変化していく。これを「物極必反」という。「物事は極点に達すると必ず逆の方向へ転化する」のである。

　人々が、この15日ごとの節気の変化（半月ごとの季節変化）に相応して生活することは「天人相応」につながる。そして、季節や節気の変化に異常が発生すれば、人々の生活も影響される。

　例えば、3月の「驚蟄」の頃は「春になって雷が鳴る」のは正常の季節変化であり、この間での雷は「春が来た」という意味になる。それ以外の時期に雷が鳴るのは異常気象になり、この異常変化は農作物の播種や収穫に影響を与え、人間の生活にも影響を与える。なお、「二十四節気」で表されている時間は新暦の時間ではなく、すべて中国の旧暦（「農歴」ともと呼ばれる）である。

　天（宇宙の自然変化）は二十四節気の現象通りに動き、節気の順を飛ばしたり、遅れたりすることはない。いわば二十四節気は自然法則である。そして、人は自然の一部であるため、宇宙の自然がそのように変化すれば、人間の生活も宇宙の変化に応じて同調していくことになり、これこそ「天人相応」の根本にあるものといえる。中医看護が太極図に基づき、人間の生命と健康の基本概念を構成している理由もここにある。

❹ 自然運動の法則に基づいた「五行説」の構成

（1）「気」の概念と「自然運動」

　中国では、エネルギーの極小粒子を「気」という概念で捉える。古人は自然現象、例えば植物の生長の観察を通して「気」の動きをまと

めた。この「気」の動き、すなわち「自然運動」は「上昇・下降・展開・蓄蔵」という過程で循環したり、往復したりする。それは、四季によっても、図1-3で示したように左下の「生」から始まる「長」「収」「蔵」という運動規律で循環する。これが「自然運動の法則」である。人の生命規律も、この「上昇・下降・展開・蓄蔵」の過程から切り離されることはない。

　ここで「五行説」を紹介する。「五行説」は、自然運動の法則に基づき、宇宙に存在するすべての現象を「木・火・土・金・水」の五行に分類し、個々の性質や相互の関係を把握できる考え方といわれ、五行それぞれの性質で自然の運動規律、または「気」の動き方を表すことができる。以下、「五行説」による事物や事象の例えを整理する。

「木」：春を表し、春の樹木のように、根は土に屈曲・展開し、枝は上・
　　　　外方向へ伸びる。成長や調達などの性質を持つ。
「火」：夏を表し、炎熱のように上方へ向かう。温熱・昇騰の性質を持
　　　　つ。
「土」：長い夏を表し、大地のように万物の母としての特性を持つ。生
　　　　化・承載・受納の性質を持つ。
「金」：秋を表し、金属のように重く沈みや収斂の性質を持つ。
「水」：冬を表し、水のように寒冷な特性を持つ。滋潤・寒冷・下向の
　　　　性質を持つ。

　「木」は火をさらに燃やし、「火」は炭を生み、土を発生させる。「土」は年月を経て、「金」（属）をつくる。「金」には「水」（滴）が集まる。そして「水」は「木」を成長させる……。

　このように5つの要素が、"相生"によって促進する関係にある。その一方で、木は土から栄養を吸収するので土を弱らせ、火は金属を溶かし、土は水を吸収し、金（属）は木を切り倒し、水は火を消す。このように"相克"によって抑制する関係でもある。

（2）成長するためのバランスに不可欠な「五行」の考え方

　自然の運動規律と人間の生命規律の間には、「自然の気の動きがなければ生命は存在しない」という関係がある。つまり、自然現象である「五行」と、生活にある「事物・事象」の関係も、相生と相克という性質を持っている。

　前述した「木が燃えて火を生む→火は土を養う→土から金が出る→金から水が出る→水は木を養う」は"相生"の性質であり、このよう

キーフレーズ

事物・事象

　「事物」は熱や寒さ、水や火などで、「事象」は昼と夜、明と暗など。例えば、熱い「火」という"陽"の事物に対して、冷たい「水」は"陰"の事物であり、両者は「相克」の性質をもつ。

に五行の要素は相生によって促進する関係にある。反対に「木は土から養分を奪う→火は金を溶かす→土は水の流れをせき止める→金は木を切り倒す→水は火を消す」は"相克"の性質である。

　一方、人々は生活において、常にこの相生・相克の関係性に基づき、それぞれ「五行」に属する事物・事象を利用して、心身の最良の状態を保つことができる。

　このように、自然界は「五行」の５つの要因が促進し合いつつ、同時に抑制し合って、お互いが成長するようにバランスが維持されているのである。

❺「太極」「陰陽」「五行」の関連

（１）人類の健康に大きな影響を及ぼした「太極図」

　ここで再び「太極図」（図1-2）に戻る。太極図に表されているのは、「陰」と「陽」の変化現象である。黒い部分は陰、白い勾玉の中の黒い点も陰、白い部分は陽、黒い勾玉の中に白い点も陽である。

　このように、陽は陰に、陰は陽に根差しており、陰があるから陽があり、陽があるから陰がある。陰だけが単独になる状況は生じず、陽だけが単独になることもない。これにより人間を含めた宇宙は無限に陰と陽に分割される。

　太極図は「陰と陽の変化に従って年月日や四季・二十四節気などが循環する」という宇宙の根本法則を表したものであり、宇宙万物の生成の過程や人間のあり方も表している。

　万物の根源は「太極」であって、この状態を「無限無極」という。そして、太極は動・静の状態を繰り返し、動くときには「陽」の気が、静止するときには「陰」の気が生じ、その陰と陽との変化・結合によって「五行」（木・火・土・金・水）が生じる。太極・陰陽・五行が融合して互いに結び付き、人間や万物が生出するという論説が、太極図の生成によって成り立ったのである。「太極図」の誕生は、中国伝統文化の祖として、その世界観や方法論を提供するとともに、人類の健康に大きな影響を及ぼしているといえよう。

（２）「易経」の変化学説と「道」の老子思想

　「中医看護」は、「易経」の変化学説と「道」の老子思想から発展した。「易」とは「変化の意味」である。太古時代の伏羲は記号等で自然にある天・地・日（火）・月（水）・雷・山・風・沢という８つ気

現象を「陰陽八卦」として表し、8の二乗である64卦までに演繹した。64卦は自然万物の64事象を表す。それは「易」の最初の段階だった。その後、中古時代の周文王、近古時代の孔子によって64卦の記号に、文字の解説を加えた。そして、中国最古の書物である『易経』が著された[1]。

　易経から学べたのは「変化」ということである。つまり、人を含め自然万事万物は絶えず変化しているが、その変化の原動力は陰と陽の相互制約・相互依存によるものである。それによって陰も陽も極端にはならない。

　一方、「道」の老子思想とは、老子（約3000年前）という哲学者が主張した「ありのまま生きる」思想である。老子は太極図の影響を受けていて、宇宙の根源を「道」と命名した。そして、この老子思想からは生命の由来を思考する力と自然万事万物との付き合い方を学ぶことができる。

　老子の生命に対する考え方は西洋や仏教等の神様や仏、現代科学の進化論のような生命論とは異なる。生命の誕生は「道」から生まれ、「道」に帰る。世間の万事万物の発生と存在は因果関係にあるが（例えば、精子と卵子の結合や種は「因」、新生児の出産や苗・花は「果」）、「道」だけは因果と関係なく、不変的・超越的に存在するため、宇宙のすべての生命が存続する根源である。そのため、自然にあるすべての生命は人間のためではなく、生命なりに存在の価値や意義があり、平等であるとするのが、老子の思想である[2]。

　「易経」と「道」という2つの書物は、現在では世界100以上の言語によって翻訳され、哲学・政治・数学・医学等あらゆる面で活用されている。

（3）大切な「生長収蔵」の考え方

　中国には、「人間は、大自然の天文地理の変化による"陰と陽"とで構成され、木・火・土・金・水の"五行"の運行と、春夏秋冬の変化から生じた寒・暑・燥・湿・風・火という"六気"の影響を受け、その過不足または過剰によって、それぞれに対応する臓腑と経絡に変調が起こって病気になる」という学説がある。これは太極図の影響から生まれたものである。

　なお、中医学では、正常な気候変化も「六気」といい、季節の変化に対応している（例えば、春は風、夏は暑と湿、秋は燥、冬は寒）。一方、季節にそぐわなく異常なものを「六淫」という。詳細は第4章の「五運六気と健康」の項（48ページ）で説明する。

また、「四時陰陽の変化は万物の生長収蔵の根本」とも言われる。「生長収蔵」とは、四季（春夏秋冬）によって生じる陽気と陰気の量の変化を、生（春）・長（夏）・収（秋）・蔵（冬）で表す循環規律である。具体的には、以下のようになる。

春は「生」ずる：草木は芽吹き、動物は巣から這い出てくる。

夏は「長」ずる：草木はどんどん伸びて花々を咲かせ、葉を繁らす。動物たちもたくさん食べて成長する。

秋は「収」める：ひきしめるの意もある。葉を落として根・幹・種子を温存するための準備をする。動物は実りを腹に蓄え、徐々に姿が見えなくなる。

冬は「蔵」れる：草木も動物も春と夏に吸収した陽気を、生命にとって厳しい冬の間、来るべき春を待って蔵し続ける。

　つまり、人間は春と夏には陽気を養い、秋と冬には陰気を養って、この根本に順う。

　このように、人間が万物と同様に、生長発育の正常なリズムを保てることは「天人相応」思想の由来である。

❻ 中医看護における「陰と陽」の位置づけと意義

（1）『黄帝内経』における陰陽・五行

　『黄帝内経』では、陰陽と五行への思考を下記のとおりに書いている。

　寒暑燥湿風火、天之陰陽也、三陰三陽上奉之、金木水火土、地之陰陽也、生長化収蔵下応之
（寒・暑・燥・湿・風・火という「六気」は、天の陰陽、三陰三陽の規律で運行する。金木水火土という「五行」は地の陰陽，生長収蔵の規律で天の陰陽と相応する）

　人有五蔵化五気、以生喜怒悲憂恐
（人に五蔵ありて五気を化し、以て、喜・怒・悲・憂・恐を生ず）

　中医看護においては、生命とは体内における陰陽二気の調和のとれた循環であり、その循環は天（自然）の陰陽二気の循環運行の縮図であるとする。この考え方は「天人相応」の概念から生まれた。
　中医看護の「天人相応」概念の源は太極図である。現在では、その

上に科学的根拠に基づいて推論され、発展してきている。「天人相応」は「天」を自然世界とし、「人」を人間とし、「相応」を人と天地と相応するとのことである。山本正身は、「自然世界とは、天空の運行、昼夜の旋転、季節の推移、あるいはその中で営まれる諸事象の変化や生命の生成等、一定の規則に基づいて調和し充実した様子のことである」と述べた[3]。

（2）中医看護における「陰」と「陽」

太極図に表した二陰と二陽の現象（陰陽の変化から太陽・少陽・太陰・少陰）は、自然変化の時間と陰陽発生の量によって人体の経絡を三陽と三陰に発展させた（少陽経・陽明経・太陽経・少陰経・厥陰経・太陰経）。宇宙が陰と陽との増減で動いていくように、人間の身体の中でも陰と陽とがそれぞれ増減しながら循環し、健康な状態を保つ論説の根拠になり、陰と陽の増減のバランスが崩れてしまうと、身体の中の調和が乱れ、病気を引き起こしてしまう。このことを、中医看護では「陰陽平衡」と言う。

中医看護で表される「陰」とは月・夜・水・裏・下・女・地などであり、陰があるから陽がある。

そして、日・昼・火・表・上・男などは「陽」に属する。陰が収束する力なら、陽は発散する力とされている。

「静かなエネルギー」の陰とは対象的に、「動き回る活発なエネルギー」が陽である。陰陽関係は、宇宙の自然に関わっている。夜ばかりでいつまでも日が昇らず、昼が来なければ農作物は育たないし、日の光や活動エネルギーがなければ、やがて全ての生命活動が停止してしまう。その推論によって人間が住む環境にある万物すべてが、陰と陽に分けられる。

【引用文献】
1）金谷治：易の話『易経』と中国人の思考，講談社学術文庫，2003.
2）池田知久：『老子』その思想を読み尽くす，講談社学術文庫，2017.
3）山本正身：伊藤仁斎の思想世界 仁斎学における「天人合一」の論理，慶應義塾大学三田哲学会叢書，2015.

「天人相応」思想に基づく宇宙観で人間を理解する

「天人相応」思想に基づく宇宙観で人間を理解する —— 学びのポイント

① 自然現象の変化と人間の生命過程の関係を考える
② 自然と生命を一体として把握することを理解する

❶ 自然と生命を「天人相応」として把握する

（1）帰納的推論と演繹的推論で自然現象と人間の生命現象の関係性を解釈

『黄帝内経・霊枢編』の中の「歳露論篇」に「人与天地相参也、与日月相応也」（人は天地と相参し、日月と相応する）とある[1]。

中医看護における「天人相応」の思想は、科学的根拠に基づいて推論されたものである。2500年も前から、現代科学でもよく用いられる帰納的推論および演繹的推論の2つの手法で、自然現象と人間の生命現象の関係性を解釈していた。そして、中医看護では「自然現象の変化を知らない限り、人間の生命過程は理解できない」と主張している。

一方、『黄帝内経・素問編』の中の「上古天真論篇」には、「上古之人、其知道者、法于阴阳、知于术数」の記述がある[2]。これは、上古の「道」を知る人（世界を系統的に理解し、物事にうまく適応できる人）は、「陰陽」と「術数」に精通していたということである。

「陰陽」の思考プロセスでは、自然現象の観察手法を用いて、自然万物の変化を「陰・陽」としてまとめた。例えば、1つの物質には陰と陽があり、それが2つに分かれ、またその2つが分かれて、4つになり、やがて全てのもの（天下万物）は陰と陽に分類できるとした。この考え方により、自然法則および自然変化と生命過程の関係性を帰

納的推論で明らかにした。

　一方、「術数」は演繹的推論である。中医看護ではさらに古代中国の数学書「周髀算経」をもとに、演繹的推論法・ロジスティック推論法および内証的実験法（医師が自分自身の体で実験する方法）が用いられ、自然現象における陰陽の変化法則および中医看護的人体構造などに関する理論が確立された。

　具体的には、大自然における「生・長・収・蔵」の陰陽二気の変化時期・変化規則、人体における五臓六腑・ツボ・気血水・経絡などにより、現代科学で人または動物の組織で最新の技術を用いても観察できない現象等が推論された。

　そこから「人以天地之気生、四時之法成」（23 ページ）という理論が確立された。つまり、「人間は宇宙の万物と同様に、天と地の気から生成され、四季の法則に従って成長するため、自然と生命を一体、いわば "天人相応" として把握する必要がある」ということである。これは 2500 年前からの理論であるが、高い客観性を持ち、現代科学者の生命に対する理解とかなり一致しているところがある。

（2）比類取象の思考方法で人類の生命活動の真理を探究

　中医看護は、自然現象を観察・認識するための十分な手段を有していないにもかかわらず、人体構造の探索だけでなく、自然発展の規則および自然と生命の真理を何千年にもわたって探索してきた。そこから得た莫大な知識によって、宇宙万物における対立統一説をつくり上げた。

　つまり、自然のあらゆる現象や過程には相反する 2 つの側面があるが、その 2 つの側面はお互いに依存し、1 つの統一体として共存する。一定の条件下で 1 つの側面は対立する側面に転化し得る。中医看護は対立統一説を全面的に、その根拠としている。そして、人体の内外の呼応、同類の相従、既知から未知までの分析と判断、体外から行う体内の観察、形象の比較、類別する比類取象（現象の類似性）の思考方法などにより、人類の生命活動の真理を探究し、中医の生命全体論を構成した。

　生命全体論は、人体内部の全体観（身体と精神・感情・情緒など）と、人体内部と外部（自然）との全体観を指す。人体の内部は有機的な整合体（形神一体）であり、小さな動きが全身に及び、各臓器の効用の強弱が人体の生命全過程に影響を及ぼす。人体内部と外部環境との全体観では、生命と自然を一体とする「天人相応」を達成することで健康な生命過程になるとされている。

❷ 人間の生命は宇宙と自然の不可欠な一部

（1）宇宙の寿命は3万1920歳

　前述（27ページ）したが、古代中国では、圭表を用いて天文を観察した結果、宇宙の発生と運行の法則を表す太極図が完成された。そこから得た理論として、「太極」の「太」は、極（宇宙）の母的存在であり、古い宇宙の滅亡と新しい宇宙の誕生を司っている。太極（宇宙）の誕生は「自然とあらゆる生命の誕生」であり、その終結は「自然とあらゆる生命の終結」である。そして、その一極の寿命を3万1920年と推定した。

　また、『周髀算経』では、天地の変化は「陰陽之数、日月之法、十九歳為一章。四章為一蓓七十六歳。二十蓓為一遂一五二十歳。三遂為一首四五六十歳。七首為一極三一九二十歳。生数皆終、万物復始」であるとする。

　つまり、宇宙の寿命は陰陽の量や日月の変化から章から蓓、蓓から遂、遂から首、首から極となり、一極は一紀元として推定し、3万1920歳と推計した（1章が19歳、4章が1蓓＝76歳、20蓓が1遂＝1520歳、3遂が1首＝4560歳。7首が1極＝31920歳＝1紀元）。終わりのときがくると、「生数皆終、万物復始（生命はすべて終結し、万物はまた始まる）」となる[3]。

　さらに、人間の生命は宇宙と自然の不可欠な一部として認識され、宇宙と万物の生命の一極（1サイクル）が終了してからは、新しい極が繰り返されるとも推定した。この推定は古代中国で発明された観察法によって行われた。現代科学で推定された宇宙誕生や寿命はかなり違うものではあるが、宇宙は絶えず変化しており、古代中国で観察されたことの否定はできないだろう。

（2）自然と生命を一体として把握することの大切さ

　生命科学の発展に伴い、生物学的・物理学的・心理学的・社会学的・精神学的といった部分ごとに人間を理解する段階を通過し、現在では「人の生命は分割できない現象で、宇宙と一体であり、自然の不可欠な一部として見る必要があること」が認識されるようになってきている。現代科学においては、宇宙は大爆発（ビッグバン）によって生まれ、人間は100万年以上前に誕生し、自然の変化とともに進化してきたとされる。現代科学者は宇宙望遠鏡等を利用し、宇宙のエネルギーレベルや素粒子などで宇宙の寿命を推定する。

一方、宇宙空間が生物に影響を与えるなら、人間も同じように影響を受けると考えた西洋の科学者もいた。イギリスの数学者・哲学者であるアルフレッド・ノース・ホワイトヘッド（1861-1947）は「実在の事物の構造における本質的要素として、自然と生命を一体として把握しない限り、自然も生命も理解することはできない。"実在する"事物の個々の特性と相互関係が宇宙を構成しているからである」と述べている[4]。

　進化する人間の健康増進や生命維持に対する答えが求められる今、「天人相応」の思想で"人"を解釈するのは、人という存在を理解する1つの糸口ではないかと考える。

キーフレーズ

実在の事物の構造における本質的要素

　「実在の事物の構造」とは、例えば、太陽・人・動物・草など自然の事物を指す。また、「本質的要素」とは、個々の事物を単に個々の事物としてではなく、その元型において理解し把握することで明らかになる。

【引用文献】

1）姚春鵬訳注：黄帝内経（下）霊枢，中華書局出版，p.1446，2010.
2）姚春鵬訳注：黄帝内経（上）素問，中華書局出版，p.17，2010.
3）劉力紅：思考中医，広西師範大学出版社出版発行，2017.
4）アルフレッド・ノース・ホワイトヘッド：科学的認識の基礎－自然という概念，藤川吉美訳，理想社，1970.

第3章

「天人相応」思想に基づく宇宙観で人間を理解する

生命を理解する
中医看護の主な概念と要素

生命を理解する中医看護の主な概念と要素 ── 学びのポイント

① 「天人合一」と「天人相応」の違いを理解する
② 「陰陽五行説」の基本を学ぶ
③ 自然における「五運六気」と健康の関係を知る
④ 「天人相応」と健康目標との関係を知る

❶ 「天人相応」の意義

（1）「天人合一」と「天人相応」

　中医看護は、人体を「宇宙の縮図」と認識している。人体体内の陰陽二気（いんようにき）は、太極（宇宙）の陰陽二気とつながり、調和した循環系を成す。そのため、人体内部の構造も1つの小宇宙としてとらえられている。「天」は自然と宇宙、「人」は文字通り人間のことを指す。「相応」とは、人と自然・宇宙が同調することである。人間の形や機能は天地自然に対応するととらえられる。

　世間では、「天人合一」の概念がよく認識されているが、『黄帝内経』に「天人合一」（てんじんごういつ）という表現は見当たらない。実は「天人合一」は儒学の哲学観である。

　教育学者の山本正身は、著書の中で、下記のように述べている。

　「儒学という思想的営為の窮極の目的は“世の中全体の調和と充実”の実現であり、これを達成するには“人が天地と一体化すること”が絶対的な要件である」[1]

　また、『世界大百科事典第2版』（平凡社）では、次のように「天人合一」を解説している。

　「天と人を対立するものとせず、本来それは一体のものである。そ

の一体性の回復を目ざす修養、または一体となった境地を“天人合一”と呼ぶ」

　さらに、『日本大百科全書』（小学館、2018）の中の漢代儒学の項目では、「自然現象と人間世界の現象には相互の照応や因果関係があり、自然現象の根源である天と人間との相関がある」と示している。これは、陰陽説を吸収しつつ、天人の合一性を自然観・人間観の中で理論化したものである。山本や日本大百科全書では、いずれも「天人合一」という概念を「漢代の儒学によって提起された」と間違った認識をしているが、その解釈は中医看護の「天人相応」の本来の意味と合致している。

（2）健康の最高目標「天人相応の達成」

　本書においては「天人合一」の思想を、中医看護が提唱した「天人相応」思想の結果、または理想的な状態として認識する。しかし、「天人合一」は人と自然が合体することを意味しており、現実には不可能である。人が自然に同調する「天人相応」と考えたほうが合理的である。

　例えば、自然の春夏秋冬の季節変動とともに、人体も「春弦（しゅんげん）／夏洪（かこう）／秋毛（しゅうもう）／冬石（とうせき）」という四時の脈象（しじ）が発生する。春は陽気が発生したばかりで脈象が弱くて長い（春弦）。夏は陽気が強くなり、脈象が早くて宏大（夏洪）。秋は陰気が発生しはじめ、脈象が軽くて虚しい（秋毛）。冬は陰気が強くなり、脈象が沈む（冬石）。脈象で疾病や健康状態が判断される時には、それぞれの季節に対応しなければならないのである。

キーフレーズ

脈象
　血液の流量や血管・心臓の活動状態、精神状態などで変化する血管の拍動のこと。

　人間が自然界とは切っても切れない関係にあるのは周知の事実だが、人間を理解する上で自然と人体がどのように密接な関係を持っているのかは十分に認識されていない。

　しかし、中医看護では、近代看護がとらえてきた「環境」に、自然・宇宙を加えたものが「天人相応」の根底となると考える。人は自然の変化に大きく影響を受ける。病気のほとんどは、自然界の風（ふう）・寒（かん）・暑（しょ）・湿（しつ）・燥（そう）・火（か）の六気（ろっき）の影響から発生する（これを「六淫」という、48ページ参照）。人間を理解するためには自然との関係性から理解しなければならない。

　人間にとって根源的な問題は「健康」であり、「健康」は生命の全過程に関わる。そして、人類がめざすべき「健康」の最高目標は、生命の全過程において自然に相応し、一体化することで「天人相応」を達成することである。

❷「陰陽五行説」の意義

　「陰陽五行説」は、古代中国の天文自然に関する哲学である。「陰陽説」と「五行説」により構成され、自然と生命の関係性を論説する学説である。自然万物の根源は気から始まり、気は陰陽五行で運行展開し、世界の基本要素となる。気は内的本質、陰陽五行は外的形体を表現し、万事万物は陰陽五行のつなぎによって最終的に内外統一した系統となる。

　中医看護は陰陽五行説を基礎としており、五臓（ごぞう）が中心にあり、内へは六腑・経脈・五体・五竅・五志とつなぎ、外へは五方（ごほう）・五時（ごじ）・五味（み）・五音（ごおん）とつなぐと考える。統合的な生命宇宙観とはこれらの相互作用・相互関係を考慮し、人体の機能を自然とつなげる枠組を考えるものである。

　「陰陽五行説」は人間と自然との関係を哲学的に解釈し、詳細に論じている。人体は大自然の中の小自然として存在し、自然界の構成要素である五行、つまり、木（植物）・火（熱）・土（土壌）・金（鉱物）・水（液体）は、そのまま人体を構成する臓腑（ぞうふ）の形となり、人間という生命体の基本をなす。ここでは、理解しやすいように陰陽説と五行説に分けて紹介する。

（1）陰陽説

　『黄帝内経・素問編』の「陰陽応象大論篇」では、冒頭に

　"陰陽者（いんようしゃ）、天地之道也（てんちのどうや）、万物之綱紀（まんぶつのこうき）、変化之父母（へんかのふぼ）、生殺之本始（せいさつのほんし）、神明之府也（みょうのふや）、治病并求于本（ちびょうへいきゅうよほん）" [2]

　（陰陽なる者は、天地の道なり。万物の綱紀、変化の父母、生殺の本始、神明の府なり。病を治するに必ず本を求む）

と書かれている。

　陰陽説は中医看護において最も中核的な概念であり、医療・看護の実践における基本的な法則である。陰陽というものは、宇宙の絶対的な法則である。天地自然に存在するあらゆるものは、陰陽の法則に従う。自然界のあらゆる変化は、陰陽二気の消長・転化による。人体の生命過程も例外ではなく、この陰陽の法則に沿って変化・成長する。そのため、人間の病態生理に対する理解も陰陽法則を熟知した上で究めなければならない。これは基本中の基本である。

　物事の本質を解明するためには、その時間的および空間的変化を探

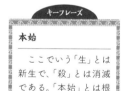

キーフレーズ

本始

　ここでいう「生」とは新生で、「殺」とは消滅である。「本始」とは根本とか本元の意味で、上の「変化の父母」の"父母"と同じ意味である。

求する必要がある。陰陽は変化を生じさせる「親」であり、陰陽を理解すると物事も理解しやすい。病気を治す医師も、陰陽の道理を知ってはじめて病を根本的に治せるようになる。

陰陽とは「現象」と「物質」の両面性である。太陽と地球の位置関係から生まれる陰と陽は現象として認識された。そこから天と地、日と月、上と下といったような宇宙万事にも陰陽両面性があると帰納的に推論することができる。これが「現象」である。一方、「物質」は現象の陰陽変化から成り立つものである。宇宙万物を構成する基本的な「物質」は陰陽変化によって発生する陰気と陽気であり、宇宙の変化と発展を制御する。

春と夏に万物が生長・繁栄する現象は、陰気の閉蔵（へいぞう）によって陽気が絶えず宇宙に放出された結果である。冬と秋の現象は収穫・落葉・成長の停止であり、放出された陽気がだんだんと閉蔵する結果である。日・昼・火・表・上・男・天のような活動的なものは陽気に当てはまり、月・夜・水・裏・下・女・地のような静かなものは陰気に当てはまる。陰陽二気は対立するが、宇宙の時間と空間と共にその両面性が常に変換し合い、依存し合う。陰陽とは自然の法則である。

（2）五行説

五行説は、陰陽関係を表す5つのモデルである。自然界のすべての物事や現象は「木・火・土・金・水」という五行（5種の物質：物質そのものだけでなく、それぞれの性質または特性も含む）に基づくとし、五行相生相克（ごぎょうそうしょうそうこく）の原理に帰納する。五行は相生相克（互いを高め合いながら抑制し合う）の性質をもち、物事の発展・進行を制御する。中医看護は五行説を用いて人体のメカニズムを論説する。

図1-4に「五行の相生相克図」を示した。「相生」とは互いを生ずること、高め合うこと。図1-4の相生線路のように、木は火を起こすもとになる、火が燃えると灰と土ができる、土の中からは金属類が出土する、金属の表面には水が生じる、そして水は木を成長させる。

一方、「相克」とは互いを抑制し合うこと。図1-4の相克線路のように、火は金（金属）を溶かすことができ、これを剋する。金属で作った道具は木（樹木）を切り倒す。木（樹木）は地中深くに根を伸ばし、土に突き刺す。土は川を埋めることができ、水を剋する。そして、水は火の勢いが強くならないように抑制する。

中医看護の考え方は、陰陽五行と同様にバランスを大切にする「中庸の道」を基盤とする。中庸の道の思想では、自然万物の陰陽は絶対的なものではなく相対的な関係であり、常に変化して、偏り・過不足

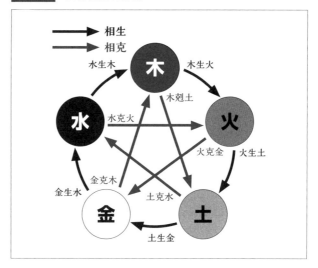

図1-4 五行相生相活図

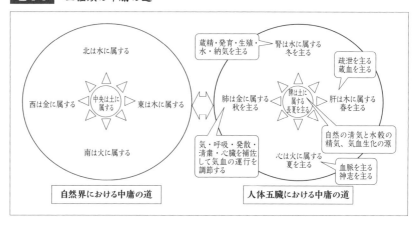

図1-5 二種類の中庸の道

なく調和がとれているとされる。五行の相生相克により中庸、つまり生態のバランスが保たれ、人体内部も同じである。

　次に、図1-5を用いて人体の五臓（肝・心・脾・肺・腎）と自然における中庸の道を説明する。自然界には東西南北があり、中央がある。その中央は土に属し、東西南北はそれぞれの特性がありながら互いにバランスを保ち、中央の土が東西南北のいずれにも偏らないように中和する。人は五行の「土」に属し、自然界の中央に位置して、陰陽均衡や五行相生相克のバランスの取れた状態を維持することで健康に生きることができる。これが中医看護の人体と自然界に対する中庸の道の思想である。

　人体の五臓において、「木」は肝臓、「火」は心臓、「土」は脾臓、「金」

46

は肺臓、「水」は腎臓である。「五行」間の相生関係は、肝臓は血液を蓄え心臓を助ける（木生火）、心臓は脾臓を温めて助ける（火生土）、脾臓は食物を運化(うんか)（運搬・消化）して腎に蓄えた精を散じ、肺臓を養う（土生金）、「金生水」：肺臓は腎臓を助ける。腎臓は蓄えた精で肝臓の陰血を滋養する（水生木）、となっている。

　一方、「五臓」間の相克関係は、腎水は心臓に昇り、心火亢盛(しんかこうせい)（熱が心の機能を失調させている状態）を制約する（水克火）、心火陽熱は肺気の過度の粛降(しゅくこう)（からだの下へおろすこと）を制約する（火克金）。肺気の粛降は肝陽上亢(かんようじょうこう)（肝臓の陽気が過剰に興奮すること）を抑制する（金克木）。肝気の条達(じょうたつ)（四方へ及ぶ様）は脾気の壅滞(ようたい)（渋滞）を疏泄(そせつ)（開通）させる（木克土）。脾気は水液を運化することで腎水の氾濫を防ぐ（土克水）。

　中医看護においては、五行の相生相克について下記のように解釈している。

　「相生とは、木は火を生じ、火は土を生じ、土は金を生じ、金は水を生じ、水は木を生じ、すなわち生成の道にして循環して極まりなし。相克とは、その過ぎたるを制して、平らに帰せしめることなり」

　人体の肝・心・脾・肺・腎という五臓も、自然界の五行（木・火・土・金・水）の相生相克と同じようにバランスをとり、外部の邪気から人体を守る。中医における「中庸の道」は人体の生理および心理的構造と自然環境とのつながりにより、人の生命活動を研究するための医学モデルを構成している。人体内外のつながりについては、人体の精気、陰陽五行の本質を思考の枠組みとして検証に用いている。その中の「精気論」は、生命の源泉である気の形成・進化・消滅の過程を要約しており、「陰陽五行論」は生命過程における有機的結合および相生相克の活動機序を演繹的に具現化している。

　そうすることで、人間の形体と感情、器官と組織、人体と自然界を時間的次元と空間的次元においてあらゆる方向につながり、比較的安定した全体を構成している。

（3）陰陽五行説の運行

　中医看護は、陰陽論と五行説とを組み合わせ、宇宙の生成や自然のめぐり、そして人体のしくみなど、相対立する「陰・陽」という二気の考え方に、「木・火・土・金・水」の五行を結合し、宇宙から自然万物などの現象を説明している。つまり、「陰陽五行説」に基づいた上で、さらに宇宙の概念まで含めたものといえる。

　一般的に、陰陽五行説は自然やその中の存在である人間について理

解するための、一種の科学的仮説とされており、日常生活の経験から生まれた。陰陽は太極から分かれた二元論として、「天地」「上下」「円と四角」「奇数と偶数」など"対をなす"さまざまな物や概念をそれぞれ陽と陰に振り分け、互いに相補（相生）的・相対（相克）的関係をなす。

陰陽五行の運行については、昼と夜とがあるように、万事万物にはすべて陰と陽があり、いずれが多すぎても少なすぎてもいけない。例えば、陰と陽の変化によって夏は夜短く、冬は昼が短いが、年間通してみれば昼夜の長さは同じで調和されている。万事それと同様で、陰陽が相補って相対立的関係で絶えずに一定の法則に従って循環に運行しているため、宇宙が変化しつつ発展する。

陰陽五行説は古代から自然観察より生まれた自然哲学である。中医看護はそれに基づき、宇宙の相互対立、相互依存する二種類の事物に対する概括をそのままに人体の構造に宇宙の縮図と対応している。表1-2、表1-3のように、自然にある陰陽五行の要素はすべて人体に対しても相応になっている。

❸ 自然における「五運六気」と健康の関係

『黄帝内経』に
「百病皆由風・寒・暑・湿・燥・火生」
（病気は皆風・寒・暑・湿・燥・火から生じる）
という記述がある。

中医看護の重要な保健思想は「五運六気」の変化と人間の生活との関係性から生まれたものである。「五運」は木・火・土・金・水の五行が循環運行し、各運が1年ずつ主る、つまり「五行」がそれぞれ季節を1つずつ主ることを「運を主る」という。「六気」は、陰陽の二十四節気の変化によって生じた風・寒・暑・湿・燥・火が交代する秩序である。陰陽五行説から導いた天地の陰陽の変化は、天には高く掛かる陰と陽の現象、地には万物の形体という五行として現れる。天地が交われば、木・火・土・金・水の五行と、風・暑・火の三陽および燥・寒・湿の三陰の六気が生ずる。四季が交代し、寒暑が往来し、六気が天から下り、大地がその影響を受ける。

つまり、病気はすべて、風・寒・暑・湿・燥・火という自然の六気によって生じる。自然の六気は一般的に人間の生命にとって不可欠なことであるが、生命においては、正気と邪気のバランス・陰陽バランス・臓腑バランスが崩れたときに、六気は「六淫」として人体に侵入

表1-2　五行属性における自然と人体の相応性

大宇宙（自然）						小宇宙（人体）					
五行	五色	五味	五気	五方	五音	五行	五臓	六腑	五官	五形	五志
木	青	酸	風	東	角(mi)	木	肝	胆	目	筋（腱）	怒（驚）
火	赤	苦	暑	南	徴(so)	火	心	小腸	舌	脈	喜
土	黄	甘	湿	中央	宮(do)	土	脾	胃	口	肉（筋）	思
金	白	辛	燥	西	商(re)	金	肺	大腸	鼻	皮毛	悲（憂）
水	黒	鹹	寒	北	羽(la)	水	腎	膀胱	耳	骨	恐
								三焦			

表1-3　陰陽における人体と自然の相応性

陰陽一体		空間	時間	季節	温度	重量	暗明	方向		状態		
自然	陰	地	夜	秋・冬	寒・涼	重	暗	北・西	右	静止	下降	入
	陽	天	昼	春・夏	温・熱	軽	明	南・東	左	運動	上昇	出
人体	陰	地	夜	秋・冬	寒・涼	重	暗	北・西	右	静止	下降	入
	陽	天	昼	春・夏	温・熱	軽	明	南・東	左	運動	上昇	出

して発病し、病気が酷くなる場合に、六気がそれぞれ属する五臓六腑までが影響される。

　中医看護では、さまざまな研究や帰納的観察によって「五運六気」の変化による人体への影響を明かにしている。そして、自然の五味、五色、五方、五音と人体の五臓六腑における相生相克の関係を利用した保健の方法や治療法等に関する理論が発展した。

　『黄帝内経・素問編』の「六元正紀大論篇」には、

「先立其年以明其気、金木水火土、運行之數、寒暑燥濕風火、臨御之化、則天道可見、民気可調」[3]

　（先にその年の干支の気および金木水火土の五運気の強弱さを明確にして、そこから寒暑燥濕風火の六気の強弱さをわかり、自然という天道が見え、民間の気が調整できるようになる）

と書かれている。

　中医看護は、宇宙で互いに関わりのある万事万物や現象を、陰陽関係を用いて拡大して解釈し、功用と物質、興奮と抑制などに概括した。さらに、対立と統一、相互に制約・転化し合う本質を利用して、大自然と人体の関係を思考・解釈・運用し、人体の生理、病理、病因、診断、薬物、治療上に活用している。中医の医療や看護は、中庸の理念を基盤に陰陽バランスを調整して陰平陽密の均衡状態を取り戻すのであって、五行の性質を対応方法にも取り入れているため、天人相応の

整体観から中医看護の理論を完成していた。

❹「天人相応」と健康目標との関係

　既に述べてきたように、人は自然との統一体であり、自然の法則に応じて生活している。そのため、人が健康でいることという目標に達するためには「天人相応」が必要であると思われる。

　中医看護は「人と自然は相応しているので、自然が変化すれば人もその変化に相応して生活をすることによって自然の寿命を保つことができる」という自然重視の理論である。

　天人相応の考え方について、宇宙の構造を考える。中心には太陽があり、その周りに地球の軌道がある。さらに一番外側には三陰と三陽の軌道がある。宇宙の万物は陰と陽の加減、五行の運行によって天地は一年に1歩前へ進む。

　それに対して、人体も同じように構造されている。人体には五臓六腑や器官と連なる通路があり、それを「経脈」という。経脈は全身にはりめぐらされているが、手足から始まる「三陰経」と「三陽経」（60ページ参照）は、全身の五臓六腑間の循環を通して宇宙と一体化している。

　さらに、四季（春夏秋冬）によって生・長・収・蔵の循環規律が二十四節気として決まっており、人間はこの自然の規則に従って生命の正常なリズムが保てる。次に季節ごとに詳しく述べる。

①春季

　春は「発生」の季節である。自然界の万物が芽生えるというように、人間の体はそれに応じて、朝早起きして自然の中で体を動かし、自然の陽気を体内に取り入れ、陽気を発生させる季節である。

②夏季

　夏は「生長」の季節である。天地間に陰陽の気が盛んに交流し、陽気が春よりも多く発生するので、万物が生長する季節となる。夜が短く、遅く寝て早起きをする。物事に怒ることをせず、気持ちよく過ごし、体内の陽気をほどよく発散させることができる季節である。

③秋季

　秋は「収斂（しゅうれん）」の季節である。自然界の万物が成熟して収穫される。この季節はだんだんと強い風が吹き、大地に粛清（しゅくせい）をもたらすことがある。人体の肺気が影響されやすいため、早寝早起きをして、心を安らかにし、陽気を潜めて天地の風邪（ふうじゃ）や粛清の影響を和らげる。

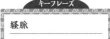

④冬季

冬は「閉蔵」という万物の生気が閉じこもる季節となる。川が凍り、陽気は万物から遠ざかり、冬によく活動する腎の気が傷みやすいため、早寝遅起きをする必要がある。日の入りに伴って、寒い刺激を避け、体を温かく保つことによって、陽気を閉蔵する。

⑤一日の変化

一日の変化についても、昼間を春夏、夜間を秋冬と考える。陽気の生・長・収・蔵の変化が発生しているため、人体はそれにも応じていく必要がある。

また、疾病に対しては、一日を四時に分け、「旦慧」(朝になるとよくなり)、「昼安」(昼になると安定)、「夕加」(夕方になると重くなり)、「夜甚」(夜間になると酷くなる) という転帰の変化があると考える。そのため、人間の体はその四時に応じて生活すれば病気になることはなく、健康を維持できるのである。

【引用文献】
1) 山本正身:伊藤仁斎の思想世界 仁斎学における「天人合一」の論理, 慶應義塾大学三田哲学会叢書, 2015.
2) 姚春鵬訳注:黄帝内経(上)素問, 中華書局出版, p.54, 2010.
3) 前掲書 2), p.630.

中医看護における
人体構造の理論

中医看護における人体構造の理論 ── 学びのポイント

①「五臓六腑」の学説を理解する

②「経絡」の学説を理解する

③「気」「血」「水（津液）」の学説を理解する

④五臓六腑・経絡（経穴）・気血水の関係性を知る

❶「自然との一体性」をもとに 生理機能や病理変化をみる

　中医看護は、人体と自然への観察や研究を通して人体の臓腑の生理機能と病理の変化を"自然との一体性"として見ることが大きな特徴となっている。人間は「天」（大自然・宇宙）・「太極図」の構造に基づき、人体の内部構造ができている。

　自然が統一体として有機的につながっているのと同じように、人も有機的な整合体であり、部分的な動きが全身に及ぶことや、各臓器の機能の変化が人体生命の全過程に影響を及ぼすと認識されている。五臓（肝・心・脾・肺・腎）、六腑（胆・小腸・胃・大腸・膀胱・三焦）、四肢（手足）、百骸（骨格）、五官（目・舌・口・鼻・耳）、九竅（両眼・両耳・両鼻腔・口・前陰・後陰の9つの穴）、皮（皮膚）、肉（筋肉）、筋（筋腱）、脈（経脈）が経路系統等で結ばれ、統一体をなしている。この統一体には"形神"が具備し（現代医学では"身体と精神のこと"を指す）、生命の"内的環境"になる。一方、生命の"外的環境"は自然宇宙である。

　第5章では、人間と自然が互いに開かれた関係であること、大宇宙とする大自然、小宇宙とする人体が通じ合う「五臓六腑説」「経絡説」「気血水（津液）説」について説明する。

キーフレーズ

形神

　人間の肉体と精神のことを指す。人間を三層で詳細に分け、第1層は身体（Body）、第2層はこころ（Mind）、第3層は霊または魂（Spirit）。これらをすべて兼ね備えることで人の統一体とする「形神具備」になる。

❷「五臓六腑」の学説

（１）「五臓六腑」の構造と機能

　五臓六腑の学説は、人体の構成や生理的現象を観察する中医の基礎理論において、人体の生理や病理を解釈するのにきわめて重要な理論になる。『黄帝内経・霊枢篇』には、臓腑の大小、脈の長短、血の清濁などを観察した人体解剖の記載がある。これらは蔵象学説の形成に形態学上の基礎を提供したものである。五臓六腑以外に、脳髄・骨・脈・胆・女子胞（子宮）・膻中（心包）などの「奇恒の腑」がある。奇恒の腑は精気を蓄えて、体外に漏らさない場所である。

　『黄帝内経』には、「五臓は精気を蔵して瀉せず、満ちて実すること能わず、六腑は化物を伝えて蔵せず、実にして満つる能わざるなり。然る所以のものは水穀が口に入れば胃が実して腸が虚し、食が下れば腸が実して胃が虚す。故に実して満たず、満ちて実せずという」と書かれている。

　つまり、五臓は精神、血、気、魂という精気を内蔵している。それに対して、六腑は水穀（飲食物）を化して津液を巡らしている。六腑は飲食物を伝導するから充実するが、まもなく他に伝導して中空となり、臓器自体が充満しているということがない。また、奇恒の腑の形態および生理機能の特徴として、奇恒の腑は水穀と直接に接触しない密閉している組織器官であり、気血水を蔵する機能がある。

　中医看護における五臓六腑は、現代の解剖学での同名の臓器と形態学的には同じであるが、人体解剖学の臓器の範囲や機能等、その概念をはるかに越えており、独特な生理・病理の理論体系を形成している。1つの臓腑の生理機能に、現代解剖生理学におけるいくつかの臓器の生理機能を含んでいたり、逆に1つの臓器の生理機能が、五臓六腑の生理機能の中に分散したり、またはそれ以上の機能をしていることもある。

　さらに、現代医学での「脳」という臓器は五臓六腑に含まれていない。中医看護では、五行学説に従って脳のさまざまな機能を五臓六腑や関連する器官に分散させている。そのため、人体をみる視点は現代医学の系統別でみる視点とはかなりの違いがある。

　例えば、現代医学では、認知症は脳の問題とされる。しかし、中医看護では、「在下為腎、在上為脳、虚則皆虚」（腎臓は身体の下部にあり、脳は上部にあり、虚弱であれば皆虚弱になる）とされている。つまり、腎臓が人体の精気を蔵し、人の成長・発育・生殖・老化などに

キーフレーズ

蔵象学説

　「臓腑学説」ともいう。人体の臓腑の生理機能や病理変化、さらにそれらの相互関係を説いている。

第5章　中医看護における人体構造の理論

53

密接に関係している生命の源であり、腎臓の精気が満たされていれば、脳も満たされ、記憶力や脳の機能を正常に保つ。腎臓の機能が衰えてしまうと、脳の機能も満たされなくなり、記憶力等の喪失が起こる。したがって、認知症の予防は腎臓の機能を強くすることが重要であるとするのが中医看護である。

以下、「五臓六腑」の機能について説明する。

①「心」の機能

「心」の機能は、現代医学の心臓と同じように「血液を循環させるポンプの機能しかない」とはとらえていない。中医看護では「体内に存在している気血水（後述）の流れをつかさどる器官である」ととらえると共に、「神を蔵す（蔵神）」ともとらえられている。つまり、心が人の精神・意識・思考などをつかさどっているとされる。

また、心は「五臓六腑の主」と呼ばれ、五臓六腑を統括し、知覚・記憶・思考・意識・判断などの精神活動を支配し、さらに五臓六腑の調和や脈を介して血を全身にくまなく運行させ、身体諸器官の活動を支える。そして、膻中（心包）は心を保護する機能がある。

②肺の機能

「肺」は、呼吸器系の機能を持つだけでなく、「気の本（ほん）」と呼ばれる。「気」をつかさどるため、陽気の生成、出入りを調節する機能を持っている。現代医学で言う呼吸機能は、その１つである。つまり、「呼」によって濁気（だくき）を吐き出し、「吸」により清気（せいき）を吸い込むことで気の出入りを調整している。

また、肺は気血水（津液）の下輸（下に降ろすこと）や全身散布を調節している。津液（清気）が腎・膀胱に下がることで清潔になり、排泄のコントロールにつながる。さらに、運化（運送・消化）作用を持つ「脾」の働きによって胃から体の上部に運ばれた津液を全身に散布する作用もあり、これは皮毛や汗腺の調節につながっている。

③脾の機能

「脾」は、「後天の本」と呼ばれる。体に入った水穀（飲食物）を消化し、後天の精、津液、血・営気（えいき）（血と共に血管中を流れる"気"のこと。飲食物から産生される）や衛気（えき）（血管外を流れる"気"。皮膚を保護し、外邪の侵入を防ぐ機能がある。腎から産まれ、脾や胃で補充され、肺から全身に送られる）などを吸収して全身に送るという運化（うんか）機能（飲食物から栄養物質を生成するのが"化"で、栄養物質を全身に送るのが"運"）をつかさどる。さらに、津液の生成や運化で吸収したものを上に位置する「肺」に送り、気を経脈へ送ることによって、気の流れが全身でめぐることを促進する作用がある。

キーフレーズ

膻中（心包）

「心」という字には「肉」を表す「つきへん」が付いていないことで、「精神活動をつかさどる臓器」として伝承されてきた。しかし、筆者は「膻中」という言葉は「血液循環をさせるためのポンプ機能として認識されていた」と考えている。

④肝の機能

　「肝」は、「蔵血」という栄養物質である気血を全身に供給する作用をつかさどる。また、「喜怒哀楽」等の精神活動を支配し、皮膚・筋肉・爪・目に開竅（通じていること）しているため、外邪を防ぐ機能がある。

⑤腎の機能

　「腎」は納気（呼吸の調節機能）をつかさどり、精気（生命を維持する物質）を蔵し、水分代謝を支配する器官である。人の成長・発育・生殖・老化などに密接に関係している「生命の源」とされている。骨・髪・耳・二陰（前陰と後陰のことで、前陰は尿道と生殖器、後陰は肛門を指す）に開竅（五臓の機能が反映する窓）しているため、腎の機能はこれらによって察することができる。

⑥六腑の機能

　「六腑」は五臓とは異なり、臓器内に"空間"があり、精・気・血・水を動かす臓器で、「胆」「胃」「小腸」「大腸」「膀胱」「三焦」がある。

　「胆」は、精汁（胆汁）を蔵する。

　「胃」は、水穀の受納・腐熟をつかさどる。新たな飲食物（水穀）を受納し、脾とともに消化吸収を行うとともに、内容物を小腸・大腸に送る。

　「小腸」は、胃から送られてきた腐熟した飲食物の粕を受け取り、内容物をさらに消化し、澄んだ清いもの（水穀の精微）と濁ったもの（糟粕）に分け、清いものは脾を通して全身へ送り、濁ったものは蘭門（小腸と大腸の境目）で水分と固形分に分けられ、水分は膀胱へ、固形物は大腸へ送る働きがある。

　「大腸」は、小腸から送られてきた糟粕、つまり、小腸で分別した不要なものの中の固形のものを便として肛門から排泄する。

　「膀胱」は、貯尿・排尿作用を行う。

　「三焦」は、特定の器官を指すのではなく、気血水を全身に配布し、水分代謝を行う一連の機能を指す。人体を上焦・中焦・下焦の３つに分ける。

　上焦は、横隔膜より上部の機能を指す。働きは清気（「陽性の衛気」ともいう、呼吸によって得た自然界の空気）を取り入れ、経絡を介して気血水と共に全身に巡らせる。また衛気・津液を全身の皮膚に巡らせて皮膚に潤いを与えて、体温調節を行う。臓腑においては心・肺と関係が深い。

　中焦は、横隔膜から臍までの間の機能を指す。働きは消化・吸収を行い、そこから生じる精気（腎精と腎から生成する気）とし、経絡を

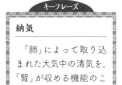

キーフレーズ

納気

　「肺」によって取り込まれた大気中の清気を、「腎」が収める機能のことを指す。

介して全身に巡らせる。臓腑においては脾・胃・肝・胆と関係が深い。

下焦は、臍から下部の機能を指す。働きは消化した糟粕を便、水分を尿として排出する。臓腑においては腎・膀胱・小腸・大腸・生殖器官と関係が深い。

（2）五臓六腑と陰陽五行説との関係

①全てのもとになる太極図

中医看護では、五臓六腑を人体の1つの整体としてみる。陰陽説においては、五臓六腑にも陰と陽それぞれの属性があるとされ、五臓は陰の性質、六腑は陽の性質を持っている。酒谷は人体と陰陽の関係について、「伝統医学と先端医学の融合に向けて」（2008）という論考の中で次のように述べている。

「現代人にとっては、宇宙・地球・自然・人間、これらは全て異なった構造をしていると考えるわけだが、陰陽学説では全て同じ構造、太極図と同じ構造をした存在になる。（中略）中医学の陰陽学説をベースとした解剖学では、例えば体の内部は陰、外部は陽、さらに五臓は陰、六腑は陽というように、どんどん身体を陰陽に分けていく。これを続けていくと、結局、人間の身体はどこを取っても太極図と同じ構造をしている」[1]

五臓六腑の相互関係は、五臓は「陰」、六腑は「陽」で表と裏の関係となっており、心と小腸、肺と大腸、脾と胃、肝と胆、腎と膀胱、心包と三焦はそれぞれ互いに表裏関係にある。

また、陰陽五行説においても、自然万物と同じように図1-6のように相克相生の関係がある。「心」の五行は「火」に属し、陰陽は「陽」に属する。同様に「肺－金－陰」「脾－土－陰」「肝－木－陽」「腎－水－陰」となる。

②現代医学と異なる中医看護における病気のとらえ方

中医学は、五臓間の五行の相生関係を使って治療に当たる。例えば、「肝」に病気が生じたときは「肝」の病気になる源を探す。「肝」は「腎」が蓄えた精で滋養されているため、「腎の精が不足した状態だから肝に疾病が発生する」という五行の考え方から、まず「腎」の気を充足する治療法を行い、「肝」の病気を治す。

さらに進んで「肝」は「脾」と五行における木と土の相克関係にある。そのため、「肝」の病気は「脾」に及ぶと考え、「脾」の病気の予防も必要になる。これは五臓六腑を一体化とする「治未病」の考え方である。つまり、病気がその臓器に表れてから治療するよりは、病気になる前の段階で予防に取り組む——これは系統別で疾病を治療する

精（じん）

人体を構成している基本的物質であり、"気"に変化して各種の機能活動のエネルギー源として利用される。精には、先天の精と後天の精があり、先天の精は父母から受け継ぎ、成長と生殖をつかさどり、「腎精」とも言う。後天の精は食物から脾胃の働きにより生まれる物質である。

図 1-6 五臓・五行・五気・五志の関係

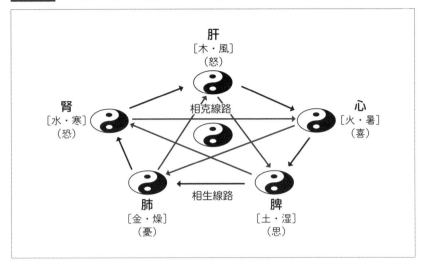

図 1-7 がんに関する現代医学と中医学の考え方と対処の違い

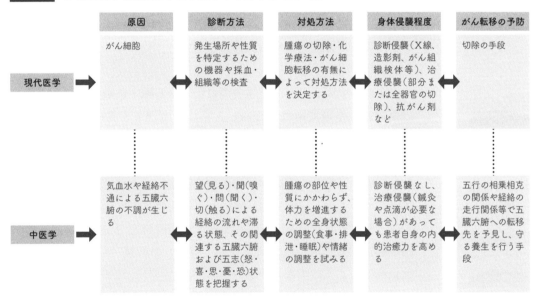

	原因	診断方法	対処方法	身体侵襲程度	がん転移の予防
現代医学 →	がん細胞	発生場所や性質を特定するための機器や採血・組織等の検査	腫瘍の切除・化学療法・がん細胞転移の有無によって対処方法を決定する	診断侵襲（X線、造影剤、がん組織検体等）、治療侵襲（部分または全器官の切除）、抗がん剤など	切除の手段
中医学 →	気血水や経絡不通による五臓六腑の不調が生じる	望（見る）・聞（嗅ぐ）・問（聞く）・切（触る）による経絡の流れや滞る状態、その関連する五臓六腑および五志（怒・喜・思・憂・恐）状態を把握する	腫瘍の部位や性質にかかわらず、体力を増進するための全身状態の調整（食事・排泄・睡眠）や情緒の調整を試みる	診断侵襲なし、治療侵襲（鍼灸や点滴が必要な場合）があっても患者自身の内的治癒力を高める	五行の相乗相克の関係や経絡の走行関係等で五臓六腑への転移先を予見し、守る養生を行う手段

ことを重視する現代医学の考え方と大きな違いがある。

③がんの治療手法から現代医学との比較を考える

　治療手法も現代医学との違いが明らかである。現代医学はミクロ的に、例えば眼の病気を眼科、耳や鼻の病気を耳鼻咽喉科で治すというように専門分野（さらにゲノム医療）へと進化している。それに対して、中医学では、目・耳・鼻などの病気は、系統化されている関連臓器（肝・肺・腎）や関連経絡を考えて、「四診」（望診・聞診・問診・切診）という診断手法を利用して、全身的（マクロ的）にみて根本的

に治すという手法をとる。

　がんの診断から治療手法を分野別にみてみよう。図1-7でその違いを説明できる。中医看護におけるがんの治療方針は
「去寒化熱、去実补虚、活血化瘀」
である。「去寒化熱」は寒病に対しては熱の方法を以って治療することを示し、「去実补虚」は実証を抑える治療をし、虚証を補う治療をすることを示している。そして「活血化瘀」は気血水の流れを促進し、順調に流れるようにすることである。

　中医看護は、一般的に、がんの発生を「五臓六腑機能の不調」「寒邪の侵入」「経絡の気の巡りの停滞」より引き起こすと考える。その気の巡りの停滞により、気血水の循環がスムーズに流れなくなって（瘀）、固まった状態（実）を「瘀血」と言い、それが原因で疼痛（不通則痛）や腫瘍が出現すると考える。そのため、治療法は、腫瘍の部位や性質にかかわらず、自己治癒力を増進するための心身バランス状態の調整（食事・排泄・睡眠・情緒）を大事にすることである。また、治未病（転移の予防対策）の視点から五行の相生相克の関係や経絡の走行関係等で五臓六腑への転移先を予見し、先に守る手段を取ることを大切にする。

　例えば、大腸がんを治療する際に、まず心臓・肝臓・脾臓を守る手段を取る。その理由は「瘀血」と密接に関連する臓腑が「心」「肝」「脾」であり、それらの機能低下や疏泄機能が不調になりやすいからである。また、心臓は「喜び」という情緒と気血水の流れをつかさどり、肝臓は「怒り」という情緒と血を貯蔵し、全身に流すという疏泄作用をつかさどり、脾臓は「思い」という情緒と気血水を全身に送るという運化機能をつかさどる。気血水の流れが悪くなる「瘀血」の状態を改善するためには、何よりも「情緒」の調整、「飲食・排泄・睡眠」が整うようにする必要がある。

　現代医学のがんに対する治療は、化学療法からターゲット療法・免疫療法まで発展してきた。それに伴い、がん患者の生存率が高くなってきている。人はだれでもがん細胞を持っているし、健康な人の消化管には数種類（菌株）の大腸菌が定住しているが、全ての人が大腸がんを発病するわけではない。自己免疫力が低くなり、何らかの発病要因（情緒が落ち込む、強い怒りがある、ストレスが溜まるなど）があって衰弱してしまったときに発病する場合がある。

　これらはすべて内的要因である。この内的要因を調整して免疫機能を高めることによって治療効果を高めるのが「免疫療法」であり、有効であることも報告されている。患者の五臓六腑の機能を高めるには、

キーフレーズ

疏泄機能

　「疏泄」とは疎通と排泄のことで、疏泄機能には気や津液を分散・発散させる働きがある。

キーフレーズ

ターゲット療法

　「標的療法」ともいう。他の細胞も殺してしまうような一般的な化学療法と異なり、患部（例えば、がん細胞）だけを攻撃する治療法。治療を必要とする部位にのみ、治療に必要なだけの量の薬剤を送り込む。

情緒の安定や正常な生活が必要であり、それは免疫機能を活性化することと大きな関わりがある。

④身体だけでなく、"心"もとらえる

五臓六腑説は、五行の運行の考え方で五臓六腑の形体を見るだけではなく、人の意識・思考・精神・情緒などの関係を見るときも同様に考える説である。

人の意識などの活動は、五臓六腑の生理活動と密接に関係している。五臓六腑の生理活動が正常でれば、精神機能も正常に働く。五臓・五行・五気・五志の関係を表した図1-6でも示したように、人間の五臓はそれぞれ、怒・喜・思・憂・恐という五志をつかさどり、五志は五臓の機能を維持する重要な役割を果たしている。五志と五臓の関係から「喜び過ぎると心が痛む」「思慮し過ぎると脾が傷む」「憂いし過ぎると肺が傷む」「恐れ過ぎると腎が傷む」「怒り過ぎると肝が傷む」というように、どちらの感情も働き過ぎないように、それぞれの感情や情緒をつかさどる機能を持っている。

五情（五志）のコントロールができなくなり、内的バランスが崩れると疾病が発生する。例えば、怒り過ぎた場合、頭痛・イライラ・めまいなどが起きる。喜び過ぎた場合、動悸・息切れ・不眠・不安感などが起きる。同様に、過度の思い（考え過ぎ）になった場合、食欲不振などが、憂い悲しみが大き過ぎる場合、しゃべりたくない気持ちや疲労感などが、恐れ過ぎる場合、思考力の低下などの症状が現れる。

先に述べた、がん患者の心身バランス状態の調整（食事・排泄・睡眠・情緒）を大事にすることも、その理由である。つまり、陽である身体外に邪気が生じるのは、風・雨・寒・暑などの外因からであり、陰である身体内部から邪気が生じるのは、飲食や生活起居、情緒の不調和などの内因によるからである。これを「外感内傷」という。

古代の医者である華陀（14ページ）は、五行の相生相克の性質を持って、患者の心理療法を行い、五情を調節したという伝説がある。

ある官員（役人）はいろいろと思慮することがあったことで食欲がなくなったため、華陀の治療を受けに来ていた。華陀が診断した後、その官員はたくさんの礼金を収めたが、何の治療もせずに帰らせた。そして、その後、その官員に「あなたは民のお金を賄賂としたことで病気になった。だから、治療はしなかった」という手紙を送った。その官員は華陀の手紙を読んであまりにも怒りが生じ、胃から多量の黒褐色のものを吐き出した。その途端に、病気は治った。華陀はこの官員に対して『黄帝内経』に書かれている「情志生克法（五情の相克法）」を用いて治療したのである。

つまり、その官員は思慮し過ぎるために「思」の働きを担う「脾」が傷んだことによって、「湿」気が体の中に滞り、消化機能の乱れを生じていた。華陀は、五行の相克性質を運用し、「怒勝思」、つまり「肝」がつかさどる「怒」の力によって「脾」がつかさどる「思」に勝つ方法を利用したのである。

⑤すべてに**協調関係がある**

　五臓六腑説では、心は神を蔵し、肺は気を蔵し、肝は血を蔵し、脾は肉を蔵し、腎は志を蔵しているとされ、これらで人間の形が構成されているとする。身体内部の隅々にまで通じる「情志」（七情）で人間の精神という「神」が構成され、神と形体は身体の内的構造として成り立つ。それぞれ協調関係があり、それは身体の生理機能のバランス、体内の内部環境を相対的に安定させるために重要な役割を果たしている。また、人体の五官との連絡、五臓と精神、情緒活動との関係を通じて、体内と体外とは連絡し合っており、これにより体内環境と体外環境とは相対的なバランス、協調を維持している。

❸「経絡」の学説

　経絡は経脈と絡脈の総称で、気・血・水（津液）というエネルギーの循環経路であり、中医看護独自の重要な概念のひとつである。「経絡に精通していない医者はよい医者とは言えない」と言われる。経絡は、人体の中の気・血・水などといった生きるために必要な物質の通り道として人体の全身に走っており、人体を有機的に組織し、全身の機能系統を調節すると考えられている。

　経絡の全体像を図1-8に示す。経絡には、縦の線路である「経脈」と経脈をつなぐ横の支線である「絡脈」、そして「十二経筋」「十二皮部」がある。各経絡は一定のルートに従い、全身を網羅している。

　「経脈」は「十二経脈（正経十二経脈）」と「十二経別」、そして「奇経八脈」がある。十二経脈は名の通り12本あり、その線路上に365個の「経穴」がある。この12の経脈と365の経穴は、自然の12か月および365日に対応しているとされる。

　十二の経脈の構成は太極図の陰陽変化から推論された二陰（老陰と少陰）と二陽（老陽と少陽）から展開して三陰と三陽（太陰・厥陰・少陰・太陽・陽明・少陽）となり、それは四本の手足に対応して十二経脈となっている。そして、気血水が一定の時間やリズムで全身の経脈に正常に循環できていれば人体は健康となる。

　経穴においては、気血水の経絡での循環現象を把握することができ

図1-8 経絡の全体像

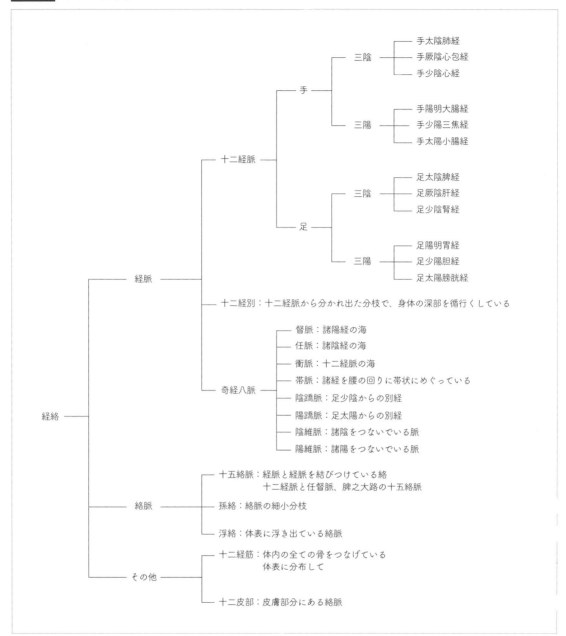

経絡 ─┬─ 経脈 ─┬─ 十二経脈 ─┬─ 手 ─┬─ 三陰 ─┬─ 手太陰肺経
　　　　　　　　　　　　　　　　　　　　　　　├─ 手厥陰心包経
　　　　　　　　　　　　　　　　　　　　　　　└─ 手少陰心経
　　　　　　　　　　　　　　　　　　　└─ 三陽 ─┬─ 手陽明大腸経
　　　　　　　　　　　　　　　　　　　　　　　├─ 手少陽三焦経
　　　　　　　　　　　　　　　　　　　　　　　└─ 手太陽小腸経
　　　　　　　　　　　　　　└─ 足 ─┬─ 三陰 ─┬─ 足太陰脾経
　　　　　　　　　　　　　　　　　　　　　　　├─ 足厥陰肝経
　　　　　　　　　　　　　　　　　　　　　　　└─ 足少陰腎経
　　　　　　　　　　　　　　　　　　└─ 三陽 ─┬─ 足陽明胃経
　　　　　　　　　　　　　　　　　　　　　　　├─ 足少陽胆経
　　　　　　　　　　　　　　　　　　　　　　　└─ 足太陽膀胱経

十二経別：十二経脈から分かれ出た分枝で、身体の深部を循行くしている

奇経八脈 ─┬─ 督脈：諸陽経の海
　　　　　├─ 任脈：諸陰経の海
　　　　　├─ 衝脈：十二経脈の海
　　　　　├─ 帯脈：諸経を腰の回りに帯状にめぐっている
　　　　　├─ 陰蹻脈：足少陰からの別経
　　　　　├─ 陽蹻脈：足太陽からの別経
　　　　　├─ 陰維脈：諸陰をつないでいる脈
　　　　　└─ 陽維脈：諸陽をつないでいる脈

絡脈 ─┬─ 十五絡脈：経脈と経脈を結びつけている絡
　　　│　　　　　　十二経脈と任督脈、脾之大路の十五絡脈
　　　├─ 孫絡：絡脈の細小分枝
　　　└─ 浮絡：体表に浮き出ている絡脈

その他 ─┬─ 十二経筋：体内の全ての骨をつなげている
　　　　│　　　　　　体表に分布して
　　　　└─ 十二皮部：皮膚部分にある絡脈

る。そのため、経絡は「肝経」「胆経」「心経」「小腸経」「脾経」「胃経」「肺経」「大腸経」「腎経」「膀胱経」「心包経」「三焦経」と、それぞれの経絡が巡る臓腑の名称がつけられている。五臓の気の道はすべての経絡に通じているからこそ、血気は全身を循環することができる。臓腑を中心に、頭から足先、胸から指先まで、体腔内や体表上に定められた循環経絡があり、その経絡上に経穴が点在している。経絡の血気

第5章　中医看護における人体構造の理論

が調和していないと、不調和が始まり、百病が生じるため、経絡の正常な流れを保つことが重要である。

（1）三陰経と三陽経の命名

次に、人体における経絡と太極図における三陰三陽（少陰／太陰／厥陰／少陽／陽明／太陽）との関係について説明する。中医看護理論の形成には「取類比象」（類推思考：類似したものを参考にする）という方法がある。観察・帰納・推理の手段によって、宇宙の万物の変化過程における普遍的規律を人々にわかりやすく認識させる手法である。

前述した太極図の陰陽および三陰三陽に対する観察と帰納の例として、古代人は日の出や日没の現象から「昼」を陽、「夜」を陰として分類した。太陽と月が昼と夜をそれぞれ指している。そして、相対的に陽と分類された日中においても、太陽が輝く場所または時間帯は「陽」であり、太陽が届かない場所または時間帯は「陰」として帰納される。一日を四時に分けて、その陰陽がさらに類推されていた。

「三陽」の類推は次のようになされた。太陽は常に光と熱として認識される。日の出のとき、暗闇が光に置き換えられ、人々に活気が満ちあふれる。この時刻は「少陽」と名付けられた。正午は太陽が輝き、壮大な光熱が大地に降り注ぎ、「陽明」と呼ばれた。人類の生命でいう壮年期のようなものである。そして、夕日が天空に飾るときは、空に彩雲が広がり、まるで老人たちが次世代を育んだ後の余光余熱のようで、「太陽」と名付けられた。

人体の三陽経絡においてもこの宇宙と相応し、三陽の経絡が「少陽経」「陽明経」「太陽経」と類推され、手足に走行する6つの陽経として名付けられた。

一方、「三陰」の次のように類推された。月は寒冷と静寂を意味し、月が現れる夜は「陰」に属する。太陽と同様、月の出、上昇と月の没の現象から、三陰は「少陰」「厥陰」「太陰」と名付けられた。人体の三陰経絡も宇宙と相応し、三陰の経絡が「少陰経」「厥陰経」「太陰経」と類推され、手足に走行する6つの陰経として名付けられた。

（2）人体内部における経絡の分布

経脈は、腕と足の長い骨に沿って、骨と筋・肉の間、肉と肉の間、筋と肉の間を走り、各臓器に分布している。人体の全身に走っている12の経絡のうち6本は手を通る手経、6本は足を通る足経である。手経と足経は、それぞれ3本の陰経と3本の陽経に分かれ、陰経は五臓

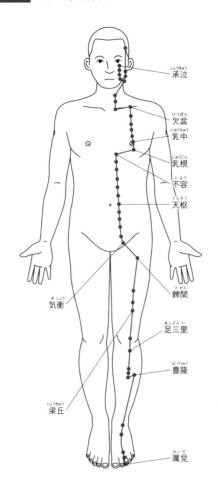

図1-9　足の陽明胃経

承泣（しょうきゅう）
欠盆（けつぼん）
乳中（にゅうちゅう）
乳根（にゅうこん）
不容（ふよう）
天枢（てんすう）
髀関（ひかん）
気衝（きしょう）
足三里（あしさんり）
豊隆（ほうりゅう）
梁丘（りょうきゅう）
厲兌（れいだ）

につながり、陽経は六腑につながる。

　人が両手両足を地面につけたとき、日光が当たる側は陽、影になる側は陰となる。陽の側を通る経脈は陽経であり、陰の側を通る経脈は陰経になる。そのため、手の三陰経は胸から手指の先に走り、手の三陽経と連絡する。手の三陽経は頭に向かい、顔面で足の三陽経と連絡する。足の三陽経は足指の先に走り、足の三陰経と連絡する。足の三陰経は胸に向かい、手の三陰経と連絡する。このように経絡は身体全体をつなぎ、対応する陰と陽、手と足、臓と腑を循環する。

　ここでは一例として、図1-9に「足の陽明胃経」、図1-10に「足の太陰脾経」、図1-11に「足の少陽胆経」を示す。

　十二経脈以外に人体にとって重要なものに「奇経八脈」がある。奇経八脈は臓腑とは直接つながっていないが、十二経脈を組み合わせて互いを協調させる働きがある。十二経脈の間を縦横に錯綜しながら、

キーフレーズ

奇経八脈

　奇経八脈には督脈と任脈のほかに、陰蹻脈・陽蹻脈・陰維脈・陽維脈・衝脈・帯脈がある。

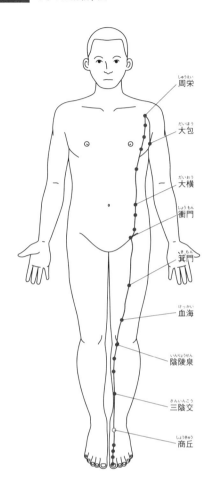

図1-10 足の太陰脾経

周栄
大包
大横
衝門
箕門
血海
陰陵泉
三陰交
商丘

十二経脈と臓腑の気の量を調節する。奇経八脈のなかでも、督脈と任脈は、その働きが非常に重要とされている。

　督脈（図1-12）は陽経を統括し、全身の陽気をコントロールする。その分布は人体の背部を下から上にのぼり、後頭部を通って顔面を下り、鼻の下に至る。

　任脈（図1-13）は陰経を統括し、全身の陰気をコントロールする。その分布は人体の腹部中央を下から上に登り、唇の下に至る。

　経絡の走行通路は体表を通行し、経穴に反映している。経穴への刺激によって経絡と人体内部臓器に刺激を与え、経絡の循環をよくすることができる。

（3）経絡と宇宙とのトンネルシステム

　生命は陰陽の交わりによって誕生し、人間は経絡を経由して自然の

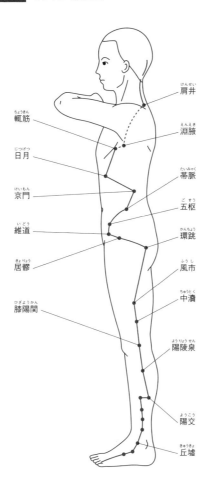

図 1-11 足の少陽胆経

肩井
けんせい

輒筋
ちょうきん

淵腋
えんえき

日月
じつげつ

帯脈
たいみゃく

京門
けいもん

五枢
ご すう

維道
いどう

環跳
かんちょう

居髎
きょりょう

風市
ふうし

中瀆
ちゅうとく

膝陽関
ひざようかん

陽陵泉
ようりょうせん

陽交
ようこう

丘墟
きゅうきょ

陰陽に通じ合う――これが経絡と自然との関係である。太極図の周り
には、三陰（少陰・厥陰・太陰）と三陽（少陽・陽明・太陽）の経絡
の軌道があり、天の陰陽は地の五行を生じ、地の五行は天の三陰三陽
に応じる。人体の経絡の構造も天地と同様にできており、宇宙の方位
と同じように運行し、「天人相応」、つまり天・地・人が相応する規則
に従い、自然な健康を保っている。

　中医看護では、人体内部と自然との経絡に「トンネルシステムがあ
る」と仮定している。人間は体内環境と外部環境を「経絡」によって
つないでおり、いわば経絡は「体内外をつなげるトンネル」である。
天の気は陽、地の気は陰であり、天地の間に立つ人間の陽経は天と結
び、陰経は地の気と結びついている。

　特に人体の陽経と外界との密接な関係や、陽経の中に充満している
気血水と自然界の太陽との関係には強いものがある。陽経は、大自然

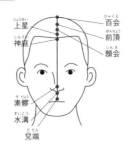

図 1-12　督脈

上星（じょうせい）
神庭（しんてい）
百会（ひゃくえ）
前頂（ぜんちょう）
顖会（しんえ）
素髎（そりょう）
水溝（すいこう）
兌端（だたん）

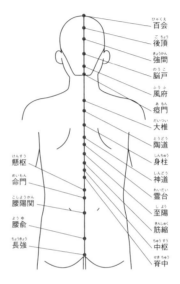

百会（ひゃくえ）
後頂（ごちょう）
強間（きょうかん）
脳戸（のうこ）
風府（ふうふ）
瘂門（あもん）
大椎（だいつい）
陶道（とうどう）
身柱（しんちゅう）
神道（しんどう）
霊台（れいだい）
至陽（しよう）
筋縮（きんしゅく）
中枢（ちゅうすう）
脊中（せきちゅう）

懸枢（けんすう）
命門（めいもん）
腰陽関（こしようかん）
腰兪（ようゆ）
長強（ちょうきょう）

とのトンネル作用を通して温和・促進の役割を果たし、人体内部を外邪から守る。「少陽経」「陽明経」「太陽経」は、日中の時間的配置によって命名されており、それぞれの経絡の中に存在している陽気の量を示している。

　自然の陰陽と同様、人体の陽経は外部環境、陰経は内部環境である。陽の経絡に反して、陰経は人体内部とのつながりが強く、人体内部に湿潤・運搬・包容の機能をもたらす。人体内部も外部環境の四時に応じて陰経が配置されているため、「少陰経」「厥陰経」「太陰経」はそれぞれの経絡の中に存在している陰気の量を示している。

　現代医学では血液循環を体循環と肺循環に分けるが、中医看護では、人体と自然の間に体循環と宇宙循環になっていることを理解することが大切である。

❹「気」「血」「水（津液）」の学説

　人間の健康を考える上で、2つの主要要素から切り離すことはでき

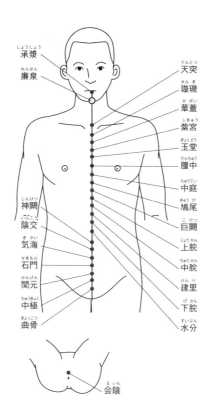

図 1-13 任脈

承漿（しょうしょう）
廉泉（れんせん）

天突（てんとつ）
璇璣（せんき）
華蓋（かがい）
紫宮（しきゅう）
玉堂（ぎょくどう）
膻中（だんちゅう）
中庭（ちゅうてい）
鳩尾（きゅうび）
巨闕（こけつ）
上脘（じょうかん）
中脘（ちゅうかん）
建里（けんり）
下脘（げかん）
水分（すいぶん）

神闕（しんけつ）
陰交（いんこう）
気海（きかい）
石門（せきもん）
関元（かんげん）
中極（ちゅうきょく）
曲骨（きょっこつ）

会陰（えいん）

ない。それは「充分な気血水」と「流暢な経絡循環」である。

「気」「血」「水」は人体を構成する基本的物質であり、経絡や臓腑等の組織が生理活動を行うためにも重要である。これらの物質は陰陽関係によって体内のバランスを保ちながら、生理活動において協調し合っている。

「気」は経絡のなかで常に運動している**精微物質**で、推進・温煦（おんく）などの作用をもち、陽に属する。「血」は基本的に血液に相当する。「水（津液）」は精と血を除いた体内のすべての正常な液体である。「血」と「水」は液状の物質であり、濡養・滋潤の作用を持ち、陰に属する。

ほかに、人体を構成する基本的物質として、中医看護では「精」を認める。「精」は広義には「体内のすべての精微物質」を指し、「精気」とも呼ばれる。狭義には生殖の精を意味する。精は腎との関係が最も密接で、人体の生長、発育、老化に関わるだけでなく、死亡および疾病の発生と経過は、すべて気・血・水・精の運動と変化の結果である。このように「気血水」の学説は、中医基礎理論を構成する重要な一部分である。

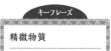

キーフレーズ

精微物質

食物の中の栄養（水穀の精）や呼吸によって得られる空気中の酸素（清気）などのこと。

（1）気

「気」は宇宙を構成する最も基本的な物質であり、自然界の万事万物は気の運動と変化によって生み出された。そのため、人体も天地の気を受けて生きており、人の生命活動も気を基礎としている。

現代の言葉に言い換えると、気には人の生命活動に必要な物質・原動力（エネルギー）・情報（インフォメーション）のすべてが含まれている。人体の気は、精気・穀気・清気の3つの気でできている。先天から受け継ぐ「精気」（「气」で表す）、後天の飲食物から得た「穀気」（「米」で表す）、そして自然界の「清気」である。肺、脾胃、腎などの臓器の総合作用を通じて、精気・穀気・清気の三者が結合して生成される。

気の運動の基本形式は「昇」「降」「出」「入」の4つの形をとる。これは人体の生命活動を表現しており、気の昇降出入の停止は生命活動の停止を意味している。

昇降出入という気の運動形式は、各臓腑の機能および臓腑間の協調関係も示している。例えば、肺は呼吸機能をつかさどっており、昇と降の作用により古い気を吐き（出）、新しい気を納める（入）。また臓腑間の関係としては、肺は呼気をつかさどり、腎は納気をつかさどっている。心火が下降するのに対し、腎水は昇り、脾に昇の作用があるのに対し、胃には降の作用がある。

中医看護において、気は4つに分類される。

「衛気」表面で体を守るエネルギー
「営気」内臓を動かし、血液や水を循環させるエネルギー
「陽気」体温を維持するための熱エネルギー
「濁気」酸素を使って栄養素を分解したあと、副産物として出した二酸化炭素や、食物を消化するときに出る排気ガスなど

「気」の流れが滞ってしまうと、内臓の動きも、体液の循環も滞ってしまう。体の70%は水でできており、液体の水だけではなく、寒いときに見える白い呼気のような気体の水（水蒸気）も多く存在している。健康体であれば、液体である水を気体である水蒸気に変えるエネルギーをきちんと供給でき、その結果、四肢が温まり、皮膚は高い弾力性を保つことができる。逆に、水を水蒸気に変えるエネルギーが足りなくなると、水が過剰し、むくみや水太りとなり、皮膚の弾力性がなくなる。

「気」は、経絡の隙間を一定の方向性と時間性をもって流れる。例えば、日中は体を動かすため気血は全身の隅々に送られる。一方、午

前1〜3時の深夜、人が寝ているときは気は肝の経絡である「肝経」に送られて解毒・貯蓄される。このため、人は熟睡することができる。気血が滞っているとスムーズに肝臓に入ることができなくなり、熟睡できずに途中で目が覚めてしまうことがある。

「気」は一定の時間性と方向性をもって動いており、人の健康生活を保つためには生活リズムを気の自然的な流れに従わせなければならない。それがうまくいかないと、適応問題が生じてくる。

適応問題の一例として、「時差ボケ」を中医看護の気の理論で考えると、「時差ボケは気の流れの乱れである」と説明することができる。日本に在住している人が飛行機に乗って13時間の時差があるニューヨークへ行ったとする。夜中0時に飛行機に乗ったのであれば、13時間後は日本時間で午後1時になる。しかし到着地のニューヨークは前日の午後11時で、これから寝ようという時間であるため、身体の気と外界の気にズレが生じる。この場合、身体の気の流れが滞っていなければ直ぐに外の気と体の中の気を調整してリセットすることができるので時差ボケにはならない。しかし、気の滞り（体の疲れや痛みなど）があると、気のバランスがとれなくなり、時差ボケが発生する。なお、「気」は生体内にしか存在しないため、死体を解剖してもその存在は確認できない。

（2）血

「血」も気と同じように、人体を構成して生命活動を維持する基本的物質のひとつである。血は主として「水穀の精微」（飲食物の栄養分）からできている。血は心がつかさどり、肝に蔵され、脾が統摂する。経脈管中を循行し、人体の各臓腑、組織、器官に栄養を与える不可欠な物質である。

血と気の関係は「気為血之帥、血為気之母（気が血液を押し流す原動力であり、血が母親のように気を養う）」である。このことからも、気と血には切っても切れない関係がある。人体の構成成分としてのみならず、お互いが協力し合って生命活動を維持している。気は陽に属し、血は陰に属す。正常な状態では、気血の陰陽はバランスがとれている。血と気は相互依存・相互生成の関係にあり、血は腎の精気と水穀の精微によって生成され、肺・脾・腎などの働きに関与し、気と共に経脈に沿って流れ、心気の推進作用、肺気の昇降作用、肝気の疏泄作用によって、その循環が制御される。血の生成と運行の過程において気と離れることはない。全身の気の機能を遂行するには、血による栄養供給が必要である。

（3）水（津液）

　中医看護では人体を形成している血以外の全ての液体のことを「水（津液）」と呼ぶ。経脈の中を循行している血以外の水、唾液・胃液・腸液など体内に分泌される水および涙・汗・尿など体外に分泌される水が含まれる。

　「津液」の生成・運行・排泄は、肺・腎・脾・三焦・膀胱などの臓腑が協調して行われる。津液は水穀の精微でできたものとされ、飲食物は胃での受納・腐熟を経て、小腸で清と濁に分別される。その後、脾気の運化、肺気の昇降、腎気の排泄といった一連の気化作用によって形成され、五臓六腑や全身を滋養する。代謝産物の廃液は汗や尿となって排泄される。このようにして「津液」は体内の水のバランスを維持している。

　津液の生成・分布・排泄という一連の過程は複雑で、多くの臓腑の協同作用の結果である。特に重要なのは胃・脾・肺・腎である。中医看護の解剖的解釈では、胃・脾・肺・腎はそれぞれ上中下の三焦に属しているので、体内の津液の昇降出入の通路を「三焦」とし、生成・循環・排泄といった代謝の過程を「三焦気化」という。

❺ 五臓六腑・経絡（経穴）・気血水の関係性

（1）臓腑・経絡・腧穴の関係

　「五臓が相互に連絡している道筋は全て経脈より出る」と言われている。十二経脈の内（部）は臓腑に属し、外（部）は四肢関節に連絡するため、臓腑から経絡、経絡から腧穴の関係を『黄帝内経・素問篇』が解説している。

　腧穴は経絡や臓腑と密接な関係を有している。『素問篇』の気府論篇では、腧穴を「脈気が発するところ」（脈気所発）と解釈し、絡脈を通じて気血水を全身の穴に流し込むものとしている。

　腧穴は体表の外にあり、気血反応の門戸であるため、「表」をつかさどる。一方、臓腑は内にあり、気血の本源であるため、「裏」をつかさどる。そして、経絡は腧穴と臓腑との間にあり、気血運行、内外連絡の枢軸となる。経絡は腧穴と臓腑を連結させ、すべては生理的・病理的に相互に作用し影響しあう。

　解剖生理的には、腧穴・経絡・臓腑は体系を成し、三者は切り離して考えることができない。臓腑は「本」であり、気血生化の源となる。

表 1-2　経絡（十二経脈）と五臓六腑の連絡関係

経脈の名称	五臓六腑の帰属関係	連絡し合う器官
手太陰肺経	肺に属し、大腸を絡する	喉
手陽明大腸経	大腸に属し、肺を絡する	下の歯・口腔・鼻
足陽明胃経	胃に属し、脾を絡する	鼻・上の歯・唇・喉
足太陰脾経	脾に属し、胃を絡する	咽・舌
手少陰心経	心に属し、小腸を絡する	咽・目
手太陽小腸経	小腸に属し、心を絡する	咽・目・耳中（耳管）・鼻
足太陽膀胱経	膀胱に属し、腎を絡する	目・耳・脳
足少陰腎経	腎に属し、膀胱を絡する	喉・舌
手厥陰心包経	心包に属し、三焦を絡する	特になし
手少陽三焦経	三焦に属し、心包を絡する	耳・目
足少陽胆経	胆に属し、肝を絡する	目・耳
足厥陰肝経	肝に属し、胆を絡する	前陰（尿道と外生殖器）・目・唇

出典：李敏等（2009）の論文を筆者（呉）が翻訳

経絡は「径路」であり、気血流注の通路と枢軸となる。そして、腧穴は外にある「門戸」となる。このように三者は相互に作用・影響する。

　表1-2に経絡と五臓六腑の連絡を示す[2)]。十二経脈と五臓六腑の連絡は帰属関係を「属」とし、臓腑間の関係を「絡」とし、体表を通じる器官を「連絡しあう器官」とする。

　人体の構造をなす五臓六腑・経絡・気血水等はすべて独立した存在ではなく、互いに連絡しあい、影響しあう。特定部位の変化は必ず他の関連する部位に反映される。つまり、人体内部の様子は体表の特定部位に反映されるため、五臓六腑の変化は体表の特定部位を通して判断することができる。したがって、経絡の流れが滞っている場合、体表に痛みや重みが現れる。その場所を確認することで経絡の循環の流暢さを診断するだけではなく、五臓六腑の異常を判断することもできる。

　この考え方は、第二部「中医看護の活用」で述べる体表の観察等による内臓のアセスメントと診断の根拠になっている。

（２）「形神一体化」と「自然との一体化」の調和

　現代医学と異なり、中医看護では領域に分けて医療や看護を行うことはない。中医者と中医看護者は「五臓六腑・経絡・気血水などはすべて独立的な存在ではなく、互いに連絡しあい、影響しあうこと」や「特

定部位の変化は必ず他の関連する部位に反映され、人体内部の様子は体表の特定部位に反映されること」を臨床における治療・看護の根拠としている。そして、病気を治すときは「標」（表や見かけだけの臨床症状）を治すだけではなく、「本」（病気の根本、体の根本）を治さなければならないと考え、局部の病変を治すのに、全体の調整を行っている。また、「自然界の変化規則に基づき、人間の衣食住や精神的活動を変える」という弁証的思考方法によって、病気の予防から疾病の診断と治療を行う。

　このような内的な「形神一体化」と外的な「自然との一体化」を調和する方法として、中医ではさまざまなものが開発されている。例えば、「放血療法」が挙げられる。これは「耳たぶ、指先などに針を刺し、少量の血を放出する（全身調和の免疫機能を刺激する）ことで、下痢・急性高血圧・意識障害などの症状を緩和する方法」である。

　『黄帝内経・素問篇』の「陰陽応象大論篇」には、以下の記載がある。

善用針者、従陰引陽、従陽引陰、以左治右、以右治左
（針の得意な人は陰から陽を引き出し、陽から陰を引き出す。右をもって左を治し、左をもって右を治す）

　これは、身体の片側に病痛があるとき、もう片側の穴位に針灸を施し、治療を行うというものである。同様に、「頭痛治足」といって、頭が痛いとき、足に鍼灸やもぐさ灸などを行うこともある。

（3）西洋医学でも証明されはじめた経絡

　「気」や「経絡」などの奥深い概念は現在の自然科学技術では未だ認識することのできない深遠な生命現象を描写しており、決してその存在を盲目的に否定してはならない。電子顕微鏡のない時代には、我々は細胞核内の微細構造を認識することができなかった。だから今、「気」「経絡」のような微細構造がないとは断言できないだろう。自然科学技術の絶え間ない進歩に伴って、「気」「経絡」などが客観的に、その存在を証明されるのもそう遠くないはずである、と孫樹建は述べている[3]。

　実は、経絡系や気血水などの概念の形成は、現代医学の血管系統と不可分の関係にある。中国の医学書には2000年前からすでに人体解剖に関する記載があった。そして、2009年には李敏が、内臓やその病巣を体表に反映する各種管状のヘッド帯（後述）のルートのようなものを「経絡」として認識している。

図1-14 臓腑・経絡・体表が不可分である関係

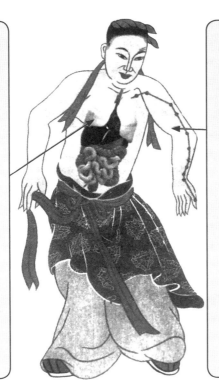

人体はひとつの「複雑な矛盾統一の全体」であり、恒常的に変化していく──この考え方は中医学の五臓六腑・経絡・気血水説が生理・病理理論の基礎となっていることを示している。人体内部の各臓腑の間や、臓腑と体表の感覚器官（眼・耳・鼻・舌など）との間は経絡によってお互いに連絡・統一されているが、基本的に人体の統一性は「五臓」に基づいている。五臓は、人全体を代表する5つのシステムであり、人体のすべての組織はこのシステムに含まれる。五臓を中心として経絡を通じて六腑や全身の器官は有機的な全体として統合され、経絡を流れる気血水が身体の全体を機能させる。

五臓六腑は、人体全体を表す5つのシステムによって保護されると同時に、その盛衰は体表の特定部位に反映する。臓腑は体表によって保護される。例えば、心は顔面、肝は爪、脾は唇、肺は皮・毛、腎は髪に影響が出る。

　中国における針麻酔の成功も、針灸術の発展も、経絡の存在を証明することができるものといえよう。1970年代に中国を訪問したアメリカ医療団が鍼灸麻酔による胸部手術を見学したことが報道されて以来、経穴（ツボ）や経絡への認識が中国から世界中に広まった。

　最近では、量子もつれ現象（quantum entanglement）の発見による母子代替の鍼灸療法の効果に関する研究も発表された[4]。また、西洋医学でいうヘッド帯（内臓疾患が一定の皮膚領域の知覚過敏を引き起こす現象）の変形パターンとする説、経穴を結ぶ仮線であるという説、経穴は実在するが経絡は実在しない説など、さまざまな説が述べられた。

　その中で、Henry Head（イギリスの生理学者、1861-1940年）は、1893年の学位論文で内臓疾患に伴う関連痛が出現する場所、いわゆる「ヘッド帯 Head's zone」を調べ、さまざまな内臓疾患に伴う関連痛が皮膚の痛覚過敏帯で感じられることを証明し[5]、痛覚過敏帯は内臓か

らの求心性繊維が入る脊髄後根の支配領域に一致する「デルマトームの法則」を発表した。ヘッド帯には痛覚過敏だけではなく、発赤と浮腫も生じる。しかし、Ruch の収束投射説に Mackenzie の収束促通説を取り入れても、ヘッド帯の発赤や浮腫は説明できなかったため、経絡循環が渋滞で説明できないかと Henry Head は考えた。

　日本でも、昭和の初期から鍼灸治療は経絡・経穴を基本とする治療であるとし、「経絡治療」の体系化が行われたが西洋医学的な立場から強い批判が向けられた。第二次世界大戦後、経絡治療に関する研究は、経穴を選ばず任意に鍼灸治療を行っても血清免疫学的に効果があるというような考え方から、経絡・経穴の本態解明に本格的に取り組む考えに代わっていった。

　一方、医師が考案した自律神経を調整する鍼灸治療を研究する「日本良導絡自律神経学会」では、皮膚は電気を通しにくいが、経穴では電気が通りやすく、この電気抵抗の低い部分を線状に結ぶと経絡様の図形が人体に出現するという実験結果を報告している[6]。

【引用文献】
1 ）酒谷薫：伝統医学と先端医学の融合に向けて，日東医誌，59（2），p.181-191，2008.
2 ）李敏主編：専家談中医食療与養生，香港聯合書刊物流有限公司，p.40-42，2009.
3 ）孫樹建：世界に中医看護学を真に理解してもらうために，学技術月報 第 25 号，中国伝統医学〜「中医看護学」と「漢方医学」について〜，2008.10.20.
4 ）MA Bo-ying：The Mentality and Self-Confidence of Chinese Medicine Doctor，JOURNAL OF CHINESE MEDICINE IN THE UK，6（1），2017.
5 ）Henry Head：On disturbances of sensation with especial reference to pain of visceral disease，Brain，16，L-133，1893.
6 ）日本良導絡自律神経学会中部支部　http://ryodoraku-t.com/ 反応良導点（ツボ）

【第一部　参考文献】
・姚春鵬訳注：黄帝内経（上）素問，中華書局出版，2010.
・姚春鵬訳注：黄帝内経（下）素問，中華書局出版，2010.
・姚春鵬訳注：黄帝内経（上）霊枢，中華書局出版，2010.
・姚春鵬訳注：黄帝内経（下）霊枢，中華書局出版，2010.
・宇野哲人：中庸，講談社，2018.
・周春才作画，鈴木博訳：まんが易経入門 - 中国医学の源が分かる，医道の日本社，1998.
・芹澤勝助：定本 経穴図鑑—症状別治療法と経穴知識のすべて，主婦の友社，1985.
・岡田明祐：経絡治療と鍼妙 増補版，たにぐち書店，1997.
・山下詢：臨床経絡経穴図解 第 2 版，医歯薬出版，2003.
・市川敏男監修：基本人体ツボ経絡図 -14 経，金園社，2003.

第二部

「中医看護」の活用

日常生活の看護

中医看護における日常生活の看護 ── 学びのポイント

①有機的な統一体としての"人"を理解する

②季節の変化に相応する看護実践の方法を学ぶ

③陰陽の法則が看護実践に与える影響を理解する

④五行音楽療法が生み出すさまざまな効果を知る

キーフレーズ

有機的な統一体

　中医看護では「人体の さまざまな生命現象は、 天と地の間の自然現象 （大宇宙）の一環（小宇 宙）と考える。つまり、 人は自然と有機的につ ながっており、自然と 人体は影響し合う"統 一体"ということにな る。これはまさに、人 体の形と機能が天地自 然に相応していると考 える"天人相応"の思想 にほかならない

　中医看護の基盤理論として「自然は大宇宙であり、人間一人ひとり は大宇宙の縮図であり、個々の小宇宙である」が挙げられる。したが って人間は"有機的な統一体"であると理解できる。

　そして、中医看護は、以下の3つの側面

①人と自然の統一

②人体内部の統一

③人間と社会・文化の統一（人間が住む社会環境や文化も自然と密接 　な関係にある）

を理解した上で実践する必要がある。

　ここでいう"自然"とは「人為的な行為を加えず、自然界にあるあ りのままの万物」を指す。自然には、陰と陽の両側面があり、気の動 き（昇・降・出・入）によって生・長・収・蔵（春夏秋冬／朝昼晩 夜）のプロセスを延々と循環している。自然において万物は平等であ り、自然の一員である人間もこのプロセスを遵守している。そのため、 中医看護の実践のキーワードは「陰」「陽」「気」の三文字であり、そ の関係において「陰陽の平衡」と「気の流暢」を保っている。

　中医看護において重要なのは、「人は"中心"ではない。人は"自 然の一員"として自然にある万物と絡み合いながら生活している」と いうことである。そのため中医看護では、看護対象者の日常生活活動 に着眼する。中医看護の実践者は、看護対象者が自然の変化法則の軌

道からどれほど逸脱しているかを判断し、弁証施護（「証」を考慮して看護を施す）を行う。

あらゆる事物の発展過程には"上極限"と"下極限"がある。上極限に達するとその反面に変換するのは簡単であるが、下極限に達した後、その反面に変換するのは十分な条件がない限り非常に困難である。自然においては一年は二十四節気という変化サイクルがある。春の立春から始まり、冬の大寒に終わる。そして新しい一年のサイクルが始まる。

人は自然と対立かつ統一の関係を持っているため、自然の環境や季節、気候の変化に必ず影響を受けると考えられる。それは、"宇宙の無限性"と同等な適応能力と自然治癒力を、人間は自然から付与されているといえる。具体的には、人体は正常であれば内部環境の調節（ホメオスタシスなど）によって外部環境の変化に適応し、正常な生理機能を保持している。しかし、外部環境が急激に変化し、人体の調節機能がそれに適応できなければ、内外バランスがくずれて病気になる。

このように、人間の生・長・壮・老の過程は自然法則に制約され、自然の変化とともに人間も変化する。人間は自然の法則に反することなく、自然の変化に応じ、日常生活活動を自ら積極的に適応させていかなければならない。

❶ 季節の変化に相応する看護実践

中医看護に"季節養生"という概念がある。「春夏秋冬の季節および、そこから細分化された二十四節気が移り変わる中、自然界の一部である人間が天の気・地の気・人の気と互いに影響し合い、自然に合わせて気を調整する」という考え方である。ここでいう"天の気"は四季や天候などからの気であり、"地の気"は人間が暮らす生活環境からの気であり、"人の気"は人それぞれが持つ元気の気である。

（1）季節に応じた日常生活動と中医看護

四気（四季の気）は、一年間の春夏秋冬それぞれの特有な気の動きである。そして、実は「一日」にも春（朝）・夏（昼）・秋（夕方・晩）・冬（夜）がある。そのため人間は、一年や一日の四気に応じて日常生活活動を行うことで健康を保つことができる。これを「時間の養生看護」という。『黄帝内経・素問編』の「四気調神大論篇」では、日常生活活動において重要なことが四季ごとに述べられている。以下、『黄帝内経』の具体的記述の一部を取り上げ、解説する。

①春

「春三月、天地倶生、萬物以榮、夜臥早起、廣步於庭、被髪緩形、以使志生、生而勿殺、予而勿奪、賞而勿罰、此春気之應、養生之道也、逆之則傷肝、夏爲寒變、奉長者少」[1]

（春の三か月、天地倶に生じ、万物が蘇る。遅く寝早く起き、庭を広く歩く。髪を下ろし、姿勢を緩め、志しを生じさせる。これは春の養生の道なり。逆えば則ち肝を傷る）

　春は「生」「芽生え」の季節である。寒さなど“陰”のエネルギーが強かった冬が終わり、自然界の万物に生のエネルギーが満ちあふれてくる。人は自然界から春の陽気を吸収する。身体もこの陽気の季節と同様に成長するため、体内の元気を妨げないように穏やかに平常心で過ごす。自然の成長に身をゆだねることで、心身ともに陽気があふれる。

　春の変化に応じて十分に養生していないと、肝臓（肝）が傷んでしまい、夏に体内に陽気をしまい込むことができなくなる。そして、寒気に侵されやすく、肝がうっ血しやすくなってしまう。また、肝は「五行説」の木（春）に属し、気血を全身に流すという疏泄作用をつかさどり、五情（怒喜思憂恐）の「怒」の情志を支配するので、春には怒りの感情やうつ状態などになりやすい。

②夏

「夏三月、天地気交、萬物華實、夜臥早起、無厭於日、使志無怒、使華英成秀、使気得泄、若所愛在外、此夏気之應、養長之道也、逆之則傷心、秋爲痎瘧、奉收者少、冬至重病」[2]

（夏の三か月、天地の気は交わり、萬物は花咲き、実になる。夜臥して早く起き、昼の長さを嫌わず。怒ることなく、容貌をきれいにする。陽気を外に表す。これは夏の気への相応、養長の道なり。逆らえば心を傷める。秋に瘧［マラリア］になりやすく、冬に悪化する）

　夏の立夏から立秋までの3カ月は「長」、つまり成長の季節である。この季節に芽が上に勢いよく伸びようとするように、天地・陰陽・上下の気の交流が盛んになる。芽生えたエネルギーは太陽や大地からエネルギーをさらに吸収し、自然界の万物は成長し、実りを育む。

　夏は陽気あふれる季節である。人の体もこの季節と同じように、本来持つ能力やエネルギーが成長し満ちあふれる。夏の陽気を身体に取り入れ、汗をかき、内外の気を入れ替える。

一方、心は五行の火（夏）に属し、気血水を全身に循環させ、怒喜思憂恐の「喜」情志をつかさどる。夏の陽気が強すぎるため、気が乱れていらいらしがちな季節でもある。適度に体を動かし、喜びすぎないで、気持ちを落ち着かせる工夫が必要である。逆らえば、心臓を傷めることになり、秋の結実の気を受けることができなくなってしまうのである。

③秋

「秋三月、天気以急、地気以明、早臥早起、與雞倶興、使志安寧、
以緩秋刑、收斂神気、使秋気平、無外其志、使肺気清、此秋気之應、
養收之道也、逆之則傷肺、冬爲飧泄、奉藏者少」3)

（秋の三か月、天の気は急し、地の気は明なり。早く寝て早く起き、鶏と同時に活動する。志をもって安寧を保つ。これは秋の養収の道なり。逆らえば肺を傷める）

　秋は立秋から立冬までの３カ月で、平和に落ち着く「収」、つまり収穫の季節である。日中はまだまだ暑いが、夕日が沈むと急に寒くなる。夏の勢いが落ち、青葉から落ち着きのある紅葉に変化する。動物は身を太らせ、冬眠に備える。収穫の豊かさを感じ、人間の気も落ち着く。穏やかで平和な気持ちを保ち、自然の恵みをエネルギーとして蓄え、冬に備える。
　一方、肺は五行の金（秋）に属し、怒喜思憂恐の「憂い」の情志をつかさどる。秋の変化に応じて十分に養生していない場合は肺が傷み、冬に体内に陽気をしまい込むことができなくなって、寒気に侵されやすくなってしまうのである。

④冬

「冬三月、水冰地坼、無擾乎陽、早臥晚起、
必待日光、使志若伏若匿、若有私意、若已有得、
去寒就温、無泄皮膚、使気亟奪、此冬気之應、養藏之道也、逆之則傷
腎、春爲痿厥、奉生者少」4)

（冬の三か月、水は凍り地は冷め、陽気を起こさない。早寝をしても遅く起き、必ず日光を待つ。志をもって伏す。寒を去り、温に就き、皮膚から汗を発散せず、陽気を奪われないようにする。これは冬の養藏の道なり。逆らえば腎を傷める）

　冬はエネルギー消耗を最小限にする「蔵」の季節である。厳しい寒

さの中で自然環境に耐え、体の陽気を保つ工夫が必要である。例えば早起きを避け、日の光を待って起きる。欲を抑える。寒さから身を守る。重労働や激しい運動を避け、自然からもらったエネルギーを無駄に損なわず、春の訪れに備える。

　また、陰陽についても季節に合わせ、自然に合わせ、逆らうことなくバランスを取る。激しく動いて発汗し、自ら体の陽気を乱すようなことをしてはならない。早くに寝ても遅くに起き、必ず太陽の陽気が天地に生じる間に活動する。

　一方、腎は五行の水（冬）に属し、怒喜思憂恐の「恐」をつかさどる。そのため、願いごとや欲しいものがあっても心に潜め、内に向かうような心持ちで過ごすのがよい。これが冬の養生法である。逆らうと腎臓を傷め、春になっても再び伸び伸びと生命エネルギーを発生することができなくなる。

　筆者は図2-1にこの法則をまとめた。いわゆる養生は養「生」だけではなく、四季の変化に応じて養「生」・養「長」・養「収」・養「蔵」の順に進むことが大切である。この流れに逆ってはいけない。図2-1では、人体が自然変化に相応する方法が説明されているので、例えば、地域住民への健康促進プログラムをつくるとき、その枠組を提示しているものといえよう。

（2）季節に応じた食事の看護

　図2-1には季節の変化に相応するための睡眠と活動についても示されているが、食生活においても自然に相応するよう心掛けたい。「春夏には陽を養い、秋冬には陰を養う」と言われるように、自然の変化から生じる「風・寒・暑・湿・燥・火」の六気から体を守ることが大切である。

　『黄帝内経』には「不時不食」（旬でないものは食さず）とある。自然の中の食物は四季の変化によって旬が来る。旬の時期に合わせて食べるのは自然の恵みに対する尊重であり、体にとっても最高のごちそうになる。

　さらに、自然万物には「神」がある。人工栽培によりつくられた食物には「形」はあるが「神」がない。人間の「形神一体」と同じである。このような食物を食べたとしても「形」だけ満たされ、人間が必要とする「神」は得られない。

　次に、自然界の四季へ相応する食生活について表2-1に示した。また、日本でも中医の陰陽五行学説に基づく漢方医療が著しい発展を遂

図2-1　四季の変化に応じた養生の方法

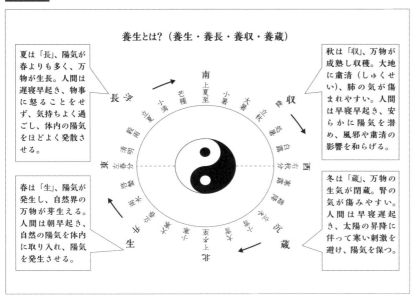

養生とは？（養生・養長・養収・養蔵）

夏は「長」、陽気が春よりも多く、万物が生長。人間は遅寝早起き、物事に怒ることをせず、気持ちよく過ごし、体内の陽気をほどよく発散させる。

秋は「収」、万物が成熟し収穫。大地に粛清（しゅくせい）、肺の気が傷まれやすい。人間は早寝早起き、安らかに陽気を潜め、風邪や粛清の影響を和らげる。

春は「生」、陽気が発生し、自然界の万物が芽生える。人間は朝早起き、自然の陽気を体内に取り入れ、陽気を発生させる。

冬は「蔵」、万物の生気が閉蔵。腎の気が傷みやすい。人間は早寝遅起き、太陽の昇降に伴って寒い刺激を避け、陽気を保つ。

表2-1　自然界の四季へ相応する食生活の例

	六気（風・寒・暑・湿・燥・火）の影響	飲食	扶正駆邪（気）
春	陽気が発生するが、風邪（風の邪気）が強くなりやすい。肝臓が春風の邪気を受けやすい	**刺激性の強いもの：**にら、ネギ、生姜、黒ごま、山芋、納豆、ピーナッツなど	肝臓を養い、陽気を養生しながら、風邪を駆除する
夏	陽である熱気は体表に溜まり、陰である湿気は体内に貯留する。そのため体の内部は「寒」に支配されて冷えやすく、気血水が消耗し、胃や脾臓が湿気（湿）の影響を受けやすい。また、体内の陰陽バランスが崩れやすく、火邪（火の邪気）が侵入しやすい	**水分や津液を補足するもの：**生姜、桃、梨、スイカ、苦瓜、イチゴ、トマト、キュウリ、冬瓜、レンコン、薏苡仁（ヨクイニン）、豆腐料理、昆布、緑豆、黒豆、小豆など	心臓を養い、気血水の生成を助長し、体表の熱や体内の湿邪（湿の邪気）を駆除する。また、体内の陰陽バランスを保ち、火邪（火の邪気）を駆除する
秋	陽気が徐々に「収」、陰気が徐々に「長」になる状態で、秋風や粛清の影響によって大地に乾燥（燥）した気が流れ、鼻・口・気管・肺および皮膚等が乾燥する燥邪に転化しやすい。さらに便秘になりやすい	**潤いや津液を補足するもの：**ゴマ、はちみつ、琵琶、パイナップル、百合、リンゴ、オレンジ、レモン、豆など	肺臓を養い、陰気を助長しながら、肺を潤い、気血水を補い、燥邪（燥の邪気）を駆除する
冬	陽気が体の内部に閉蔵しているので、体内に熱がこもりやすくなるが、胃腸の働きは活発になる。反対に陰気を放出するため、腎気が傷みやすい	**体を冷やすものや腎を補うもの：**胡桃、赤棗、栗、大根、木ノ子、羊の肉、鴨の肉など	腎臓を養い、陰を潤い、腎を補いながら、寒邪（寒の邪気）を駆除する

げてきているが、図2-2は日本の食材を五行分類したものである。食生活の参考にすることができる。

（3）季節に応じた日常養生および疾病予防の方法

　陰陽の四季変化から生まれた養生のための知恵として「冬病夏治(冬の病気は夏に治す)」がある。

　夏は一年の中で最も暑くて湿気が高い時期である。中医看護ではこの真夏の時期を「三伏天」という。時期は毎年の変動こそあるが、おおよそ7月中旬から8月中旬で、2020年の「三伏天」は、10日間ずつ三期に分かれて7月16日から8月24日の間にあった。なお、「三伏天」の中の"伏"とは六気（風・寒・暑・湿・燥・火）の中の「暑」と「火」の邪気を降伏（駆除または勝つ）することであるとともに、「潜伏する」という意味から、猛暑や酷暑から日陰や風通しの良い場所、静かな場所に身を隠し、穏やかに過ごすことも表している。中国語の"天"とは日本語の「日」と同じ意味である。

　「三伏天」の時期は人体内に陽気が春よりも多く発生するため、その陽気の勢いで体内の寒気を駆除し、冬の寒気による病気を治す、または予防することができる。

　具体的には、中国では夏の時期に「天灸」という治療がよく行われる。これは免疫力を強くするツボにお灸をする方法で、秋冬に発病しやすい病気である気管支喘息・慢性気管支炎・アレルギー性鼻炎・慢性鼻炎・慢性咳の患者や、抵抗力が弱い・風邪をひきやすい・虚弱・病弱・寒に弱いなどの体質の人を対象とする。

　夏に天灸が行われる理由は、猛暑や酷暑は辛いが、人の陽気が最もあふれて活発になり、人の皮膚も緊張せず完全にリラックスな状態になるため、灸等の薬効が経皮を通して体内に浸透しやすいからである。ツボを通して体内の気血水の流れをよくし、体の免疫力を強化し、秋冬の古い病気の再発を減らし、緩和することができる。

　また、「冬吃萝卜夏吃姜、不用医生开药方（冬に大根、夏に生姜を食べていれば医者いらず）」という医食同源の知恵もある。

　熱い夏には陽気が体表に集中し、体内の陽気が少なくなってしまい、その結果、脾臓や胃は冷えやすくなる。そこで、生姜を食べると、体内の寒気を駆除し、脾臓や胃腸が温まる。それだけでなく、冬の病気といわれる気管支疾患等を治療することもできる。例えば、中国では卵の生姜炒めや、茶たまごが慢性気管支炎の治療に使用される。これが前述した「冬病夏治」、つまり「冬の病気は夏に治す」である。

　夏になると、人々は体表の熱を発散するためにエアコンや冷たい食

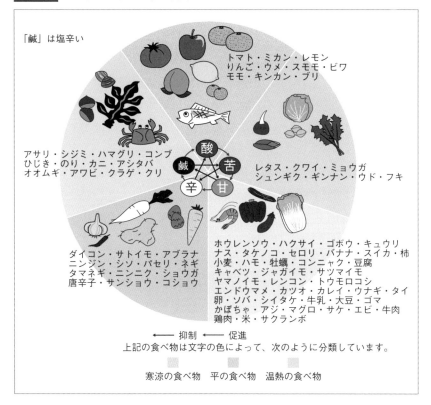

図2-2　五行分類した日本の食材

「鹹」は塩辛い

トマト・ミカン・レモン
りんご・ウメ・スモモ・ビワ
モモ・キンカン・ブリ

酸
鹹　苦
辛　甘

アサリ・シジミ・ハマグリ・コンブ
ひじき・のり・カニ・アシタバ
オオムギ・アワビ・クラゲ・クリ

レタス・クワイ・ミョウガ
シュンギク・ギンナン・ウド・フキ

ダイコン・サトイモ・アブラナ
ニンジン・シソ・パセリ・ネギ
タマネギ・ニンニク・ショウガ
唐辛子・サンショウ・コショウ

ホウレンソウ・ハクサイ・ゴボウ・キュウリ
ナス・タケノコ・セロリ・バナナ・スイカ・柿
小麦・ハモ・牡蠣・コンニャク・豆腐
キャベツ・ジャガイモ・サツマイモ
ヤマノイモ・レンコン・トウモロコシ
エンドウマメ・カツオ・カレイ・ウナギ・タイ
卵・ソバ・シイタケ・牛乳・大豆・ゴマ
かぼちゃ・アジ・マグロ・サケ・エビ・牛肉
鶏肉・米・サクランボ

← 抑制 ← 促進
上記の食べ物は文字の色によって、次のように分類しています。

寒涼の食べ物　平の食べ物　温熱の食べ物

べ物を好むが、これは脾臓と胃を刺激して下痢の原因になる。それを避けるには、冷たい水や食べ物をあまりとらないようにして、積極的に温かいものを食べ、効果的に発汗・排泄を促す必要がある。

　例えば、生姜を煎じたスープに紅茶を入れたものを「三伏天」の（時期の）朝に飲むとよい。また、「合谷」「大椎」などのツボに生姜のモグサ灸を施すと免疫機能を調整する効用がある。

　夏とは逆に、冬は体表に外気の寒気が集中し、陽気が体内に閉蔵する。そのため冷たい食物を食べる必要がある。前述した「冬吃蘿卜」は、大根が涼の性質を持ち、これを食べることで体内に籠った陽気が調整され、来る春の陽気に向けて体の準備を整えるための知恵である。

❷ 陰陽変化を活用した看護

（1）陰陽変化の法則に相応する看護実践の意義

　自然の陰陽観の中で、「動く」「上昇する」「温かい」「明るい」などは"陽"に属し、反して「止まっている」「下降する」「冷たい」「暗い」

などは“陰”に属する。また陰陽の中にもさらに陰陽があり、無限に陰陽の分類は続いていく。

　陰陽の関係は、絶対的なものでなく相対的であり、常に一定の条件のもとで変化する。例えば、四季のうち春と夏は陽に属するが、陽気が最も高まる夏は“陽の中の陽”であり、陽気が増加する途中にある春は“陽の中の陰”となる。秋と冬は陰に属するが、陰気が最も高まる冬は“陰の中の陰”であり、陽気が衰退する途中の秋は“陰の中の陽”である。

　人体も同じように相対的に陰陽変化が発生する。例えば、四つん這いになった人間の下にある胸は陰に属し、上にある背は陽に属するが、直立すると胸は上となり陽となり、参照する腹が下にあって陰となるからである。

　陰陽は独立して存在せず、互いに依存・制約し合いバランスをとっている。片方が衰退すればもう片方は亢進する。例えば、人体の陰である“血”や“津液”が不足すれば「陰虚」となり、陰が陽を抑制できず発熱する（陽が亢進する）。

　また、陰陽は静止した状態ではなく、春夏（陽）と秋冬（陰）、昼（陽）と夜（陰）の入れ替わりのようにリズムをもった動的な状態でバランスを保つ。これを「陰陽消長」という。陰陽消長は対称規則であり、“対立”と“統一”の両面性を持つ。消と長は同時に発生し、量も強さも一様であるので、バランスが保つことができる。

　中医看護による看護は、人が自然の陰陽変化の法則に相応するように実践する。人体に対して推動・温煦・興奮などの作用を備える物質や効能は陽に属し、凝集・滋潤・抑制などの効用を備える物質や効能は陰に属する。この法則を利用して日常生活における陰陽のバランスを調整し、対象者の自然適応力をアップさせ、その健康を保つようにすることが大切である

（2）陰陽五行変化の法則に相応する看護実践の活用

①陰陽五行音楽と看護

　『黄帝内経』には、自然における天・地・人の五行の一様性、そして人と自然の統一性について、下記のように記されている。

「天有五音：角徴宮商羽；地有五行：木火土金水；人有五臓：肝心脾肺腎」

　（天に角（DO）・徴（RE）・宮（MI）・商（SO）・羽（LA）という五音があり、地に木・火・土・金・水という五行があり、人に肝・心・脾・

図2-3 五行・五気・五音・五情・五臓の関係

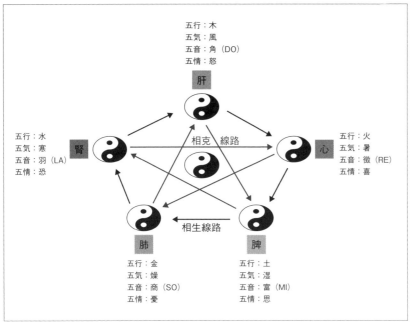

（肺・腎という五臓がある）

「肝属木，在音为角，在志为怒；心属火，在音为徵，在志为喜；脾属土，在音为宫，在志为思；肺属金，在音为商，；腎属水，在音为羽，在志为恐」[5]

（肝臓は五行の木に属し、五音の角音と通じ、五情の怒を主る；心臓は、五行の火に属し、五音の徵音と通じ、五情の喜を主る；脾臓は五行の土に属し、五音の宮音と通じ、五情の思を主る；肺臓は五行の金に属し、五音の商音と通じ、五情の憂を主る；腎臓は五行の水に属し、五音の羽音と通じ、五情の恐を主る）

　これらの要素は相互依存・相互制約の関係にあり、保健養生や自然治癒の仮説になっており、十分に検証していく価値がある。筆者は上の記述を参考にし、図2-3で人体の五臓・五情、自然の五行および音楽の五音の間の関係性を示した。

　自然の五行は、陰陽の形式をとり、自然万物の関係性を表現する。自然には春・夏・秋・冬の「四季」と木・火・土・金・水の「五行」があり、生・長・収・蔵の変化法則に伴い、気候的には風・暑・湿・燥・寒の「五気」が生じる。

　一方、人には肝・心・脾・肺・腎の「五臓」があり、怒・喜・思・

憂・恐という「五情」の変化が生じる。喜・怒が過ぎれば気を損傷し、寒・暑が襲えば形体（身体）を傷つける。また、怒が過ぎれば陰を消耗し、喜が過ぎれば陽を消耗する。

②陰陽五行の変化に合わせた身体機能バランスの看護

　万物は木・火・土・金・水の五行の運動と変化により成り立つ。万物は相生相克しバランスを保つ——これが五行変化の法則である。中医看護は五行変化の法則に則り、人体の生理的構造や機能を分類している。五行は陰陽の具体的な表現であり、五行の調和が人体内外の調和にとって重要である。また、五臓は五情と対応しており、肝は怒り、心は喜び、脾は思い、肺は憂い、腎は恐れをつかさどる。それぞれの感情が強過ぎると対応する臓腑の機能が侵される。

　看護実践において重要となるのは、患者が自然環境の陰陽バランスや五行の相生相克の関係を調和し、健康を保つ支援を行うことである。太極拳・八段錦などの運動や、五行の思想で作曲された五行音楽による音楽療法は自然と調和する方法の1つである。音楽療法は、脳卒中リハビリテーションやうつ病の回復等にも応用され、多くの研究によって実証されている[6)、7)、8)]。

　五行音楽が人々の身体や心理と密接に関連していることは『黄帝内経』にも記録されている。五行音楽療法の理論的根拠は、中医看護の天人相応・形神合一論、人間と自然との調和論とつながる。五臓六腑と五情は有機的につながっているため、五行音楽は自然の五行を介して、体内の臓腑、陰陽、心身、気血などにそれぞれ異なる影響を与える。その影響は、人体の機能を改善し、感情を調整し、気と血の調整を促進する役割を果たす。

　図2-3の矢印は、人体の五臓・五情、自然の五行・五気、音楽の五音の間の相互関係を示している。

　「ド」の角音は木の音であり、肝臓に通じるだけではなく、相生関係である心臓を補い、相克関係である脾臓の働きを促進し、陽を養う効果もある。

　「レ」の徴音は火の音であり、心臓に通じるだけではなく、脾臓を補い、肺の働きを促進し、陽を養う効果もある。

　「ミ」の宮音は土の音であり、脾臓に通じるだけでなく、肺を補い、腎臓の働きを促進し、精気を養う効果がある。

　「ソ」の商音は金の音であり、肺に通じるため、肺気の昇降入出を調整して肺を保護するとともに腎臓を補い、肝臓の働きを促進し、清気を養う効果がある。

　「ラ」の羽音は水の音であり、腎臓に通じるため、腎臓を保護し、

肝臓を補い、心臓の働きを促進し、陰を養う効果がある。

　これらの臓器が影響し合い、五臓がつかさどる五情を調整することができる。したがって、五音で五臓を調和することにより人体全体の調和に至る。つまり音楽の五音は人体の五臓と天地の五行との間において「天人相応」となっているのである。

（３）陰陽五行の看護研究や看護介入への活用

①五行音楽療法が生み出すさまざまな効果

　五行音楽療法は、人体を体内陰陽（五臓を陰、六腑を陽、気を陽、血水を陰）および体内と自然・社会との陰陽バランスが崩れた状態から回復させる効用がある。5つの異なる調律音で五臓を刺激し、反応させることによって、五臓それぞれがつかさどる怒・喜・思・憂・恐という五情をバランスがとれた状態に戻す。これは『黄帝内経・素問編』の「生気通天論篇」に書かれている「陰平陽秘、精神乃治」（陰陽バランスが取れていたら精神の乱れも治まる）の状態である。

　中国では、五行音楽を活用して五臓六腑の気血水を調和し、五情をコントロールすることで病邪（病気）を予防・治療する研究や臨床実践が盛んに行われている。人に必要な五行の要素に応じてつくられた五行音楽は自然にある五行の運行を介して人体に伝わり、人と自然の五行が調和することで治療効果があることが明らかになっている。

　筆者が五行音楽に関する研究を調査した結果、主にうつ症状、術前や出産等による不安・いらいら感、ストレス、睡眠障害、脳卒中後遺症、機能性消化不良、頭痛、痛みなどへの改善効果が報告されていた。

②徴調音楽による脳卒中後遺症患者への効果

　筆者は、五情のコントロールのみならず、人体の生理的現象に与える影響についての研究に関わった。共同研究者ら（陳、林、呉他、2015）は、脳卒中による運動性失語症の患者90人を対象に、五行の徴調音楽（レ音）による脳血流と神経機能に与える影響を分析した。

　発病歴や症状等の条件が一致し、承諾を得た患者を無作為に徴調音楽聴取群と非聴取群に分け、介入群に徴調音楽15曲が入ったCD（中華医学会音像出版社）を、毎日30分、週5日、計4週間聴取してもらった。その結果、聴取群は非聴取群と比較して脳血流と神経機能のいずれにおいても有意な改善がみられた。徴音は五行の火の音であり、心臓を通じ、その陽を養う効果がある。心臓は血脈をつかさどり、気血水の循環を良くし、神経機能の陽気を養うため、脳血流や神経機能が改善することができたと考えられる。

　五行音楽療法は無侵襲性で投薬もないため、患者のみならず健常人

の日常生活にも取り組める低コストの療法である。その効果をさらに検証していく価値があると考える。

③二交代制看護師に対する五行音楽の研究

現在、筆者は「中医五行音楽とツボを組み合わせた介入による二交代制勤務看護職の睡眠障害・疲労の緩和」をテーマとした研究に取り組んでいる。

厚生労働省の調査（2018年）によると、日本では二交代制勤務の看護職が疲労を感じる割合は一般労働者の3〜4倍と高く、疲労の蓄積度と睡眠障害発生率が高い。自覚的疲労や睡眠不良は人間の記憶機能と神経系に影響し、気分不良や意欲低下などを起こしやすい。二交代制勤務の看護師は、12時間あるいは16時間夜勤の長時間勤務であり、短期的な昼夜逆転状態が睡眠時間の減少と疲労の増大（Akerstedt,1988；小木，1994）、作業効率の低下（Wesensten et al,2004）をもたらすと報告されている。長期間交代制勤務を続けることで体内時計の時刻合わせが困難となり、概日リズム睡眠障害を引き起こす可能性もある（大川，2010）。概日リズム睡眠障害は、疲労状態の持ち越しによる過労や睡眠障害の常態化によって起こるワーク・ライフ・バランスの崩れなど，複合的に影響を及ぼす（酒井,2011）など多くの報告がある。

これを中医看護の視点から考えてみる。自然のリズムとして、地球と太陽の回転関係によって昼と夜の現象が作り出されている。つまり、地球が太陽に面したときは陽気あふれる昼であり、太陽を背にしたときは陰気に満ちた夜になる。人の日常リズムは自然と一体であり、自然のリズムに則り、1日24時間の臓腑・気血の運行リズムがある。

ここで、二交代制勤務を"時差ボケ"として見てみよう。太陽が地球の裏に回ったとき、日本は夜になるが、地球の反対側にある米国は昼である。アメリカと日本の間を飛行機で行き来する人は陰陽バランスが崩れて時差ボケという現象が発生する。同じく夜間勤務と昼勤務の二交代制で仕事する看護師は毎日アメリカと日本を往復しているようなもので、昼間にいくら寝て、睡眠を補おうとしても、自然の陽気の発生時間とずれているため体内の陰陽バランスを整えることができない。ゆえに必然的に人は時差ボケになる。しかし時差ボケにならない人もいるのは、その人が持つ陰陽体質、そして経絡が停滞しているため、と中医学では考えられている。

二交代制看護師の問題に戻ろう。夜勤は避けられないが、経絡ツボや経絡循環を疎通することや陰陽体質を調和することによって、人間本来が持っている自然治癒力を甦らせ、崩れた心身機能のバランス

図2-4　五行音楽とツボを用いた二交代制看護師への研究

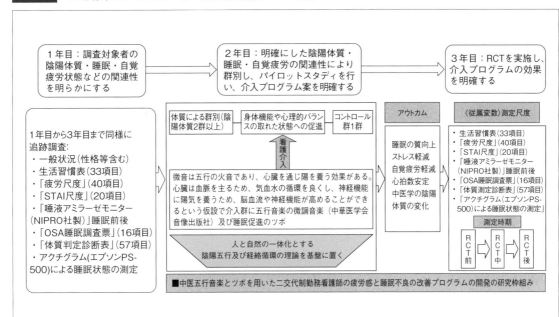

が取り戻すことができる。筆者が取り組んでいる研究では五行音楽と経絡ツボを用いて二交代制勤務看護師の自覚的疲労感と睡眠不良を改善するプログラムを開発し、図2-4のような枠組を構成し、二交代制勤務の看護師を対象に研究を実施している。

　このプログラムは、気血水の全身での循環を疏通し、人間本来が持つ自然治癒力で崩れた心身機能のバランスを取り戻すものである。本研究で採用した五行の懲調は、前述したように心臓を通して陽を養う効果がある。心臓は血脈をつかさどり、気血水の循環を良くし、神経機能に陽気を養うため、脳血流や神経機能が改善する。先行研究を踏まえ、体質判断をまず行い、経絡ツボや温灸、五行音楽の組み合わせが介入し、その効果を検証している。

　数人の大学院生はこの枠組を参照し、「五行音楽（商調（SO）・羽調（LA））による全身麻酔下で手術を受ける患者の術前不安や睡眠障害への緩和」（カ，2020）[9]や「血液透析高齢患者の穿刺痛及びそれに伴う不快情緒の緩和」（李，2020）[10]等の介入研究を行い、五行音楽が人の「形神一体性」を調整する効果を証明した。手術患者や透析患者以外でも、他領域の心理的・精神的問題を抱える患者への応用も期待できると考える。

④五行・五臓・五情・五音の有機的ホリスティックな考え方

　中医看護は人間を自然の枠組内に置き、生命と自然の調和を重視

する「天人相応」の思想から築かれた 3000 年以上の歴史を持つ理論である。自然の変化法則である五行（木火土金水）、人間の五臓（肝心脾肺腎）・五情（怒喜思憂恐）・全身の経絡と天地自然の五音（角徴宮商羽）に基づき、身体・社会環境・精神や感情・情緒が統合され、形神一体の人間が構成されるというホリスティックな考え方である。

　Lazarus は「ストレスを受けたときに個人は恐怖・脅威・怒り・苦悩・不安など情動的な反応を起こす」と述べた[11]。中医看護はこれらの情動的な反応を五情（怒喜思憂恐）として認識する。これらは五臓六腑・全身の経絡と絡み合っているため、全体的に陰陽体質を調整する必要があり、経絡ツボや五行音楽を利用することによって、疲労や睡眠障害の緩和をはじめ、五情の調整に役立つと考える。

【引用文献】

1）姚春鵬訳注：黄帝内経（上）素問，中華書局出版，p.26，2010.

2）前掲書 1），p.27.

3）前掲書 1），p.28.

4）前掲書 1），p.29.

5）前掲書 1），p.58-60.

6）谢丽霞，陳錦秀，呉小玉：芪药鸡金粥对化疗大鼠胃肠粘膜机械屏障损伤的保护作用，护理学杂志 36 巻第 4 期（看護学雑誌 Vol.36,4），p.1-4，2015.

7）陳錦秀，林潤，呉長明，蔡麗嬌，冯木兰，呉小玉：音楽療法对脑卒中運動性失語患者语言功能及脑血流的影响，中国中医学基礎医学雑誌，21（6），p.685-689，査読有，2015.

8）陳錦秀，呉小玉：中医学「治未病」理論の高齢者健康管理における応用，日中医学，29（2），p.9-14，2014.

9）賈玉婷：中医学の五行音楽による全身麻酔科下で手術を受ける患者の術前不安の緩和効果に関する研究，京都光華女子大学の図書館の修士論文，2019.

10）李珂：中医学の五行音楽による慢性高齢患者の血液透析穿刺痛と不快情緒の軽減効果に関する研究，京都光華女子大学の図書館の修士論文，2019.

11）Lazarus，R.S：ストレスと情動の心理学－ナラティブ研究の視点から－，本間寛監訳，実務教育出版，p.41-44，2004.

身体の内部環境と外部環境を統合する看護

身体の内部環境と外部環境を統合する看護 ── 学びのポイント

① 1つの統一体としての人体の考え方に気づく
②「望」「聞」「問」「切」という四診の具体的方法を学ぶ
③「形神一体観」による看護とは何かを理解する

　人を理解する際の基盤として「五臓六腑」「気・血・水（津液）」、そしてその通り道である「経絡」の構成関係に、統一体（それぞれが連結し合う有機体）がある。

　人体を構成する各部分は不可分であり、生理機能において互いに協調し合い、臓器機能も互いに影響を及ぼす。したがって、身体を考えるときは"部分"を診て考えるのではなく、"全体"を診て考えるのが基本である。五臓六腑の章（第一部第5章、52ページ）で述べたように、中医看護での人体構造を認識するための視点は現代解剖学とは違う。

　人体は複雑な矛盾する統一体（五臓は陰、六腑は陽で例え、陰と陽の両側面があり、対立面であるが、独立的には成り立たない統一体である）、それらが相互に関連することであり、内部の各臓腑、臓腑と体表の感覚器官（眼・耳・鼻・舌など）は経絡によって互いに連絡し合い、人体を構成する。1つの部位に病変があれば、他の部位、さらには体全体に影響し、全身のバランスが失われる。そのため健康増進、疾病予防、または治療を行うときは、体を部分的にではなく、1つの統一体として考えなければならない。

❶「五臓六腑一体観」に基づく看護実践の展開

黄帝問曰：願聞十二臓之相使，貴賤如何？

（黄帝は質問した。十二臓腑に従属関係はあるか？）

「岐伯対曰：心者，君主之官也，神明出焉。肺者，相傅之官，治节出焉。肝者，将軍之官，謀慮出焉。胆者，中正之官，決断出焉。膻中者，臣使之官，喜楽出焉。脾胃者，倉凛之官，五味出焉。大腸者，伝道之官，変化出焉。小腸者，受盛之官，化物出焉。腎者，作強之官，伎巧出焉。三焦者，決讀之官，水道出焉。膀胱者，州都之官，津液藏焉，気化則能出矣。凡此十二官者，不得相失也，故主明則下安，以此養生則寿，歿世不殆，以為天下則大昌；主不明則十二官危，使道閉塞而不通，形乃大傷，以此養生則殃，以為天下者，其宗大危。戒之戒之！」

（岐伯が答えた。心臓は君主であり、人体の精神・意識・知恵はすべて心臓で生成される。肺臓は首相であり、心を補助し、人体の気をつかさどり、人体の内外上下の活動を調整する。肝臓、脾臓、腎臓、膻中［心包］、胃、胆嚢、大腸、小腸、膀胱、三焦といった臓腑には、それぞれの役割があるが、互いに協働し、これらを分割することはできない。この道理にそって養生すれば健康な寿命を維持することができ、疾病の危険にさらされることはない。心・肺は上司のような存在であり、これらの機能は正常であれば、部下たちも安定して正常に機能する）

　人体においては、五臓六腑、五感五竅、経絡、気・血・水といった構成要素が互いに連結し合い、経絡が五臓を中心に四肢体幹の上・下・内・外へと展開し、気・血・水（津液・精液）を巡らせ、人体各部を調和させる。臓器は１つひとつの単体で働いているのではなく、互いに作用し、調和することにより、生命活動を維持している。そのため、中医看護は現代医学のように臓器別に治療や診断することはなく、臓器間の機能バランスを評価し、疾患を体の全体として診る。

　例えば、認知症の症状があれば、現代医学では脳などの神経系で診断しようとする。一方、中医看護では、認知症の病変部位は脳にあるが、腎臓、脾臓、心臓、肝臓の衰え、特に腎の衰えと密接な関係があると考えられており、腎の衰えがアルツハイマー病の発症原因であることは多くの臨床研究から証明されている[2]、[3]、[4]。この場合、腎気を養うものを食べさせ、腎臓に連絡する経絡・ツボを刺激し、五臓六腑を調節して脳を醒ます効果のある看護実践を行う。

　また現代医学では、人体の内部環境は細胞膜や皮膚等のバリアーにより外部環境と分離された状態で生命活動を維持していると考えるが、中医学では人体の内部環境（陰気）は外部環境（陽気）と一体化して

存在し、五臓六腑の機能は自然環境から強い影響を受けると考えられている。そのため、病人を診る際は“陰陽”“裏表”“寒熱”“虚実”という「八綱弁証」(はっこうべんしょう)に基づいて“証”(現代医学でいう診断名)を診断して治療を行う。八綱弁証では、裏表は病気の場所、寒熱は病気の性質と原因、虚実は病気の盛衰と身体の正気の強弱を表し、陰陽はこれらを総括する概念である。

　例えば、胃下垂、子宮下垂、脱腸、脱肛などは異なる病気であるが、いずれも「気の不足」が原因であるため、“気虚(ききょ)”を証として診断し、気虚を補う治療を行う。これを「異病同治」(いびょうどうち)という。

　また、内部の疾病は外部に反映されているため、身体外部のつぼに刺激を与えることで内部の臓腑の疾病を治療することができる。これを「内病外治」(ないびょうがいち)と呼ぶ。逆もしかり、呼応する内臓の機能を調整することで外部器官の疾病を治療することができる。これは「外病内治」(がいびょうないち)である。

キーフレーズ

気虚

　気が不足または虚弱している状態(中医学では証の1つ)を指す。世界保健機関(WHO)の国際疾病分類第11版(ICD-11)で伝統医学の診断が追加された。そこに「気虚」という証も入っている。

(1) 中医看護におけるアセスメントの視点

　中医看護も中医学と同じ理由に基づいて「弁証看護」を行う。既に述べてきたが、人体を有機的な統一体として考え、内部の臓腑と外部の器官は経絡を通して有機的に連絡しており、特定の対応関係があるという基盤を理解して実践する。

　「弁証施護」とは看護診断をした「証」にしたがって看護ケアを行うことをいう。“証”を診断する際、病気の原因、部位、性質、予後などを総合的に見極めることが重要である。例えば、同じ病気でも、その人の体質や症状が異なると証が異なる場合があるからである。

　現代医学では、「風邪」に対して、咳があれば咳止め、痛みがあれば痛み止め、熱があれば解熱剤というように対症的な治療を行う。しかし、中医学では、「風」の「邪気」が病気の原因と考える。すると、異なる季節では「風・邪」の方位が違うため、看護ケアが異なってくる。また、患者の体質や症状の表われによっても証が異なるため、これも看護ケアが異なる。これを「同病異護」(どうびょういご)(中医学では「同病異治」)という。反対に病気が違っていても、証が同じであれば看護ケアは同じである。これを「異病同護」という。

キーフレーズ

同病異護／異病同護

　中医学では「弁証論治」という疾病の診断から治療までの原則があるが、中医看護でも、その流れは同じで「弁証施護」と呼ぶ。弁証施護においては四診などをもとに“証”を立て、それをもとに看護ケアを行う。同じ病気でも違う看護ケアになったり、違う病気で同じ看護ケアになるのは、すべて証によるものである。

(2)「望」「聞」「問」「切」という四診の具体的方法

　中医看護の専門的な診断方法には「四診法」がある。すなわち、望(見る)／聞(聞くと嗅ぐ)／問(問う)／切(触る)である。

　「望診」は、顔色・表情、姿勢、そして舌の色や状態などを診る。

「聞診」は、音声や呼吸、そしてにおいなどを診る。

「問診」は、既往歴や症状について質問する。

「切診」は、両橈骨動脈の脈の遅速・緩慢・強弱・形状などを診る。

この四診を通して人間の精神・体表と五臓六腑の関連性を把握することが中医看護の基盤となる。71 ページの表 1-2「経絡と五臓六腑の連絡関係」を参照してほしい。以下、四診を詳細に述べる。

①望診

目を使って、神（精・気・神、つまり精神や元気など）、色（顔色、鮮やかさ、光など）、形（体型・姿勢など）、態（体勢など）、五感と舌（色、太さ、舌表面、形など）を観察する方法である。『黄帝内経』で以下のように記されている。

なお、「開竅」とは、臓腑の気と天の気の相通じる道を意味し、ここでは連結していると考えてよい。

心開竅于舌、其華在面（心は舌に開竅し、顔に反映される）

つまり、舌や顔の観察によって心の機能を判断できる。

肝開竅于目、其華在爪（肝は目に開竅し、爪に反映される）

つまり、目や爪の観察によって肝の機能を判断できる。

脾開竅于口、其華在唇（脾は口に開竅し、唇に反映される）

つまり、口内や唇色等の観察によって脾の機能を判断できる。

肺開竅于鼻、其華在毛（肺は鼻に開竅し、皮膚・汗腺・産毛などの組織に反映される）

つまり、鼻や皮膚等の観察によって肺の機能を判断できる。

腎開竅于耳、其華在髪（腎は耳に開竅し、髪に反映される）

つまり、耳や頭髪等の観察によって腎の機能を判断できる。

「望診」における観察のポイントを挙げる。

［精・気・神の観察］

精・気・神は五臓六腑と経絡の循環状況の外在的な反映であるため、“神”と“形”が分離しているか否かを判断する。“神”は目を見て精神状態を観察し、“形”は姿勢を見て歩き方を観察する。目がぼーとしているかどうか、感知・気力があるか、落ち込んでいないか、イライラしていないかなどを観察する。

［体の姿勢の観察］

骨格の変形の有無を診断し、変形がある場合は、その変形が内臓に与える影響を推測できる。

[五感器官および舌、爪等の観察]

　第一部の表 1-2 に示している体表とつながる五臓六腑で起こりうる問題を特定する。たとえば、眉毛の濃さから肝臓と腎臓の機能を判断し、目つきで心臓や肝臓機能を診断する。顔色や皮膚の色を見て脾臓や消化機能を推測し、その他の診断法と組み合わせて病気の重症度を判定する。

②聞診

　「聞診」の「聞」には「音を聞く」と「においをかぐ」の２つの意味があり、聴覚・嗅覚を使った観察する方法である。呼吸や話し声の強さ、声の質、咳嗽音の深さ、体臭や口臭、その臭いの質に対応する五臓六腑の機能を判断する。

　たとえば、望診・問診・切診から得た情報を利用しながら、咳嗽音の深さで上気道炎なのか、それとも肺炎なのかを判断することができるし、話し声や聞き取りで、その人の聴力と反応力を評価し、精神的または身体的病気の所在を判断することもできる。問診しながら患者の口臭や体臭などのにおいを評価することもある。

③問診

　成育歴・既往歴・自覚症状・痛む部位・食事・睡眠・排泄等、日常生活・居住環境なども含めて質問し、望診や聞診から得た情報に焦点を合わせ、問診する。

　ゴードンやヘンダーソンの理論枠組が現代看護の情報収集に利用されているのと同じように、中医看護にも情報収集の枠組がある。「問診」のポイントを歌にした「十問歌」で、明代の医学者・張景岳（1563-1640 年）が著書の『景岳全書・十問篇』の中で著している。

「一問寒熱二問汗、三問頭身四問便、五問飲食六胸腹、七聾八渇倶当辯、九問旧病十問因」

　（一に寒熱、二に汗を問う。三に頭や体、四に便を問う。五に飲食、六に胸腹を問う。七に耳、八に口渇を問う。九に持病、十に病因を問う）

　現代では、睡眠などの日常生活に関する、さらに細かい項目を必要に応じて「十問」に足している。

　また、四診以外から得た情報も統合し、弁証する。たとえば、前述した「八綱弁証」の"寒熱"の項目において、発熱と悪寒が同時に存

在しているのか、あるいは一方のみが出現しているのかによって、病邪が体表あるいは体内にあるかを判断する。その上で、望診により顔色、切診等より手足の冷えや汗などの状況も鑑み、病気が「寒証」に属するか、「熱証」に属するかを判断し、看護ケアを決める。

④切診

切脈（切診による脈診）は現代看護の脈拍測定とは違い、医療機器を利用せず、脈拍数・リズム・強弱だけではなく、脈の性質を診る（後述）。そして、妊娠の有無、生理状況、五臓六腑の状態、発熱の有無、さらには病因・病態は進行中なのか回復中なのか、予後等を判断し、治療法を選定する。古代中国では最も大切な診断方法であった。

切診では、左右の橈骨動脈の「寸口」で脈を診る。寸口は、寸・関・尺の３か所（寸口三部）に分かれ、それぞれで脈を診る。橈骨茎状突起の内側を"関"、関より手首側を"寸"、肘側を"尺"で、それぞれの部位に現れる脈を、関脈・寸脈・尺脈と呼ぶ寸口三部の脈と臓腑の関係を示したのが表2-2である。さらに、脈はその性質により、遅脈、数脈、虚脈、実脈、浮脈、沈脈、滑脈など24種類以上の脈像に分かれ、これを基に陰陽・寒熱などを弁証する。

切診では、脈診以外にも痛みなどがある体表の部位を触って、経絡循環の滞りの有無を診断し、その度合いに応じて手当することで滞りを解消することもできる。

以上、患者を正しく診断するためには五臓六腑と体表の関係を熟知し、四診の技術を習熟する必要があるといえよう。

中医看護実践は、人体の一体観への認識を大切な基盤としている。人体を構成する各部分は不可分であり、生理機能上は互いに協調し合い、病理上も互いに影響を及ぼし合う。人間の健康状態を判断する際、"部分"を診て考えるのではなく、"全体"を診て考えることが大事である。体表で脈や舌をみると五臓六腑の状況がわかるのは、脈や舌は、その人の体質や五臓六腑、経絡の流れ、気・血・水の供給状態を映し出す「鏡」であるからだ。体内にある五臓六腑の機能に発生した異常は、経絡を通じて体表の器官に反応される。そのため、病状を診るときは体内外の連絡性から全体的な判断をしなければならない

❷「形神一体観」の考えに基づく看護実践の展開

「上工守神、下工守形」
（上手な医者は「神」を守り、下手な医者は「体」だけを守る）

表 2-2　関脈、寸脈、尺脈と臓腑の関係

左手が対応する臓腑	脈の名称	右手が対応する臓腑
心（小腸）	寸脈	肺（大腸）
肝（胆）	関脈	脾（胃）
腎（膀胱）	尺脈	腎（命門）

　『黄帝内経・素問編』四気調神大論篇では、「形神一体」の重要性が強調されている。肉眼で見える「形」の治療は容易であるが、肉眼では見えない人間の「神」を治療するにはかなりの知識と技術を必要とし、これができない医者は患者の「形神一体」を守れない。したがって、身体だけに注目する医者は「下工」で、精神や心にも注目する医者は「上工」である。

（1）身体と精神を統合的にみる方法

　中医看護が説く「形神」を現代の医学知識で解釈すれば、「形」は肉体（体）、「神」は精神・情緒・感情・エンパワメントといった広い意味となるであろう。中医看護は一般的に「心」を「神」として表す。「形体」と「精神」は相互に影響し合うため、「心」の状態が「体」に現れ、「体」の状態も「心」に反映される。

　中医看護の「脳に対する認識」は現代医学とは違う。現代医学では、自尊心や羞恥心などの「心」は独立した実体ではなく、脳によってつくり出されたものと解釈する。つまり、「心」を"脳の物質"と認識し、「意識（心）が脳に依存している」と捉える。

　一方、中医看護では「心」の機能を"蔵神"、つまり「人の精神・意識・思考」として捉える。「心」は「五臓六腑の主」と呼ばれる立派な臓器であり、五臓六腑を統括し、知覚・記憶・思考・意識・判断などの精神活動を支配する。脈を介して血を全身にくまなく巡らせ、五臓六腑を調和し、身体諸器官の活動を支える。

　「心」が重要な臓器であることは、「五臓六腑」の漢字の構成からもわかる。「心」と他の臓腑は「形」と「神」に区別することができる。というのは、「肝臓」「腎臓」「脾臓」「肺臓」には、いずれも部首として「月」があるが、「心臓」の「心」にはない。「月」は"肉体"を意味するものとして知られ、月（にくづき）がつく名前を持つ臓器は「形」として認識される。一方、月がついていない心臓は「形」となる臓器の機能を統括する「神」として認識される。ただし、「心包」として認識される「膻中」には月があり、これは心臓の「形」となるかと考

える。

『黄帝内経・素問編』上古天真論篇では、

「故能形与神倶、而尽終其天年、度百歳乃去」

とある。これは「肉体と精神がともに健やかであれば、生きるべき年齢まで生きられ、百歳を越えることもできる」という意味であり、ここで「形与神倶」が出てきている。つまり身体と精神は一致する必要があり、どちらが欠如しても体全体が機能しないということである。人体の「形」は地の陰気から、「神」は天の陽気から生成され、「形神合一」して人を成し、「形神分離」すれば人の命が終結すると考えられる。そのため、健康な生命を維持する上で「形神一体」が非常に重要なのである。

（2）身体機能と精神機能を統合的に守る方法

中医看護における疾病は、内因と外因から誘発されるが、「内傷外感」という因果関係がある。身体内部（精神素因・生活素因・内性素因）のバランスが崩れた際（内傷）に、外部（自然界の風・寒・暑・湿・燥・火）の邪気に感作することによって疾病が発生（外感）する。

『黄帝内経・素問篇』の骨空論篇には、

「正気存内、邪不可干」「邪気之所湊、其気必虚」

と書かれている。これは、疾病発生の根本原因は人体自身にあり、「人の体内に正気があれば邪気に犯されることはない」という考えである。

邪気の侵入は自身の免疫力の低下が原因だと思われることが多いが、正確にいえば「免疫システムのバランスの崩れ」が原因である。具体的には、

- **形身一体（心身合一）の崩れ**：喜び過ぎ・思慮過ぎ・落ち込み過ぎなど
- **食生活バランスの崩れ**：動物性蛋白の摂取過多、飲酒や喫煙など
- **生活リズムの崩れ**：睡眠不足、過労、休息不足など

が起こると、これらによって体内の免疫機能のバランスが崩れ、生命機能を保持する生命エネルギーである正気が不足してしまう。

正気を助け、邪気を払う「扶正駆邪」の対処法は、中医看護の根本的原則になる。

「恬惔虚无、正気従之、精神内守、病安従來」

（欲が無く、物事に執着しなければ、正気の巡りがそれに従い、体内の精・気・神を内に守れば病にならない）

キーフレーズ

感作

繰り返される刺激によって、それに対しての反応が徐々に増大していく状態をいう。

健康に生活している者も、病気療養をしている者も、安らかで静か
に日常生活を送ることを心がけるべきである。妄想したり、貪欲であ
ったりしてはならない。平常心をキープすることが大切である。そう
すれば真気が調和し、精神が内に守られ散じることがない。

　そのため、「形」となる肉体の健康と、「神」となる心や精神の健康
を調和する、つまり「形神一体」を求めることが重要である。

【引用文献】
1）姚春鵬訳注：黄帝内経（上）素問，中華書局出版，p.58-60，2010.
2）王文燕：個別性と中医学の情志による病気を罹患の関連性について研究，博士論文，山東中
　　医薬大学大学院医学研究科中医基礎理論分野，中国・山東省，2008.
3）梁翠梅，潘良，胡慧：不同时程针刺干预血管性轻度认知障碍疗效观察，上海针灸杂志，37（4），
　　p.403-407，2018.
4）王乾贝，绳宇：太极拳对轻度认知障碍老年人记忆力和执行功能的影响，山东体育学院学报，
　　32（3），p.68-72，2016.
5）前掲書1)，p.466.

キーフレーズ

真気

　先天から受け継ぐ「精気」、後天の飲食物から得た「穀気」、自然界の「清気」の3つが一緒になったもの。人体の正常な活動を支えるエネルギーである。

第2章　身体の内部環境と外部環境を統合する看護

中医の「処方」の意味から考える自然方位的な看護実践

中医の「処方」の意味から考える自然方位的な看護実践 ── 学びのポイント

① 中医の処方における 陰陽・時間・方位について理解する
②「気血流注」をもとに体内の陰陽変化を学ぶ
③ 効果的な睡眠を得るための時間・空間の看護を考える

❶ 中医における「処方」の意味

　中医（中医学および中医看護）における「処方」は、疾患の陰陽五行・時間・方位を常に考慮している。そして、それに対応して薬物の陰陽五行・時間・方位の属性を決めて処方する。ここでは、この中医の処方から生まれる「自然方位的な看護実践」について解説する。

（1）処方における陰陽の性質について

　中医においては、患者の個体・疾患の陰陽によって、治療に必要な薬物を配合して処方内容の "陰陽性質" を決める。処方した薬物は濃度・匂い・味の濃淡・温度を基本的変数とし、薬物の量の加減によって陰陽の性質が決まる。治療原則は「重陰必陽、重陽必陰」（陰が極（重）になれば陽と成し、陽が極（重）になれば陰と成す）である。つまり、陰陽は相対的な両面性を持っており、物質の量を調整することでその陰陽は変化する。

　例として、陰と陽の両面性の「水」を挙げよう。水は陰性物質であるため、飲むと身体は冷たく感じる。しかし、水にお湯を足したり、水を温めたりすると陽性物質になるため、飲むと身体は温かく感じる。お湯を加える量によっても陰陽が変わる。したがって、同様な処方内容であっても、物質の量が違うと陰陽性質は変わる。これは現代医学における体重や発達段階（年齢）によって薬剤の処方量を決めること

とは、根本的に考え方が違うことを理解したい。

（２）処方の時間・方位について

　第一部でも述べてきたように、自然現象には陰陽の消長変化がある。夏の陽気が極に至れば（重なれば）陰に変化して冬へ向かう起点となる。冬の陰気が重なれば陽に変化し、夏へ向かう起点となる。昼間の陽気が重なれば夕方の陰に変化していくのも同様である。

①時間（季節・四時・昼夜など）

　中医では、処方における「時間」という概念が重要になる。病気の「発生年」「季節」「四時」「昼夜」等によって処方の内容は違ってくることを理解する。疾病発生の規則と「五運六気」の理論（五運：木・火・土・金・水／六気：風・寒・暑・湿・燥・火）から見て、疾病が発生しやすい年や月、地域の違いで病状の特徴、対応方法も異なる。その年の気候（寒気・湿気など）や前年度の気候の特徴等も考慮して処方を考える。

　例えば、"夏"の熱気によって病気が発生した場合、処方内容は「熱則寒之（熱があれば寒で対処する）」の原則に従い、"冬"という時間または季節を模擬して（処方内容で人為的に冬づくりをすること）夏という時間的病因に対処する。つまり、冬という「寒」を強くすることで、夏という「熱」を抑えようとするのである。

　たとえ同じ病気と診断されたとしても疾病発生の時間が違うと、治療方法・処方内容・服薬時間等が変わることを「同病異治（同じ病気であるが、異なる治療法）」という。また、服薬の時間も薬物の時間による変化によって調整する必要がある。したがって、中医学においては、処方する医師が年や季節などの時間の変化と五運六気との関係性に関する知識を習得することが重要である。

②方位

　一方、「方位」は東南西北のことである。中医では、東・南・西・北の方位にそれぞれ熱・寒が対応していると考える。具体的には「熱」は東と南、「寒」は西と北である。例えば、寒によって病気が発生した場合には、病気発生の方位要素は北になる。そして、処方内容は「寒則熱之（寒があれば熱で対処する）」の原則に従い、南方を模擬して北方を対処する（処方内容で人為的に夏づくりをして寒冷の北方を対処するという意味）。治療効果としては、冬の寒を抑えられ、夏の熱が自然的に上がる。「冬と夏」「熱と寒」のような陰陽相反の原理で治療に当たる。

　この原理で治療に当たるということは、前述の「同病異治」とは反

第3章　中医の「処方」の意味から考える自然方位的な看護実践

対に、たとえ異なる病気であっても発生原因が同じ方位であれば、同じ処方で治すことができる。つまり「異病同治（異なる病気であるが、同じ治療法）」ということになる。

❷ 時間の流れを考慮した看護実践のために

（1）自然の時間（季節）の変化に相応した生活を援助する

人は自然（宇宙）のひとつであり、自然のリズムに従って生活しているため、自然の変化にうまく順応していれば病気になることがない。いわゆる病気というのは、体内の陰または体外の陽が"邪気"として生じることによる。

陰である体内の邪気が生じるのは、日常生活（飲食・睡眠など）や情志（怒・喜・思・憂・恐）の不調和など内因によるものが多い。

一方、陽である体外の邪気が生じるのは、風・寒・暑・湿・燥・火などの外因によるものが多い。そのため、「内外の要因を駆除し、正気を補助する」という原則に基づいて陰陽バランスを保ち、情志などの調和を保つ看護実践が重要である。

具体的には、自然の時間（季節）の変化に相応して生活リズムを整えることが挙げられる。そのためには、一年の四季や一日の四時に則り、自然に相応する日常生活を送ることが肝心である。

例えば、四季ごとの日常生活を述べると、「春」は早起き遅寝、適当な運動・良い睡眠を保ち、肝臓を養う食物を多くとるように援助する。「夏」は心臓を養う食物を多く摂取し、早起き遅寝、昼寝を取り、過激な運動や疲労を避け、炎熱を避けるように援助する。「秋」は肺を養う食物をとり、早起き早寝、乾燥の邪気を避けるように援助する。「冬」は腎臓を養う食物を多くとり、早寝遅起きし、過激な運動を避け、情緒の平穏さを保つことによって効果的に陽気の閉蔵を援助する。

これらは、春夏は陽を養い、秋冬は陰を養うことで、季節の四時変化に順応し、陰陽バランスを整える看護実践を行うということである。そうすることによって、人間は自然から生じる六気の邪気（六淫）を避けることができる。

（2）「気血流注」からみた人体の生活リズム

一年365日と一日24時間は自然界のリズムである。地球は自転しながら太陽の周りを公転する。公転1周につき一年で、自転1周につき一日となる。一年には春夏秋冬の四季があり、さらに細かく二十四

キーフレーズ

体内の陰／体外の陽

人体における"陰"と"陽"は、相対的に「身体の日の当たらない部分が陰」「体表部など外に面している部分（手足・顔面など）が陽」となる。ただし、体内と体外（自然環境）で区別する場合は、体内の全てが陰、体外は陽となる。体内にある五臓は陰で、六腑は陽となる。いずれも相対的な概念であるため、五臓だけで陰陽に区別する際には、心臓と肺は陽で、肝臓・脾臓・腎臓は陰となる。

キーフレーズ

情志

人間には7つの感情（怒・喜・思・憂・恐・悲・驚）があるとされ、この7つの感情（七情）のことを「情志」という。情志は特定の臓腑に関連しており、怒は肝、喜は心、思は脾、憂・悲は肺、恐・驚は腎で、この場合は"五情（五志）"になる。

図 2-5　気血流注

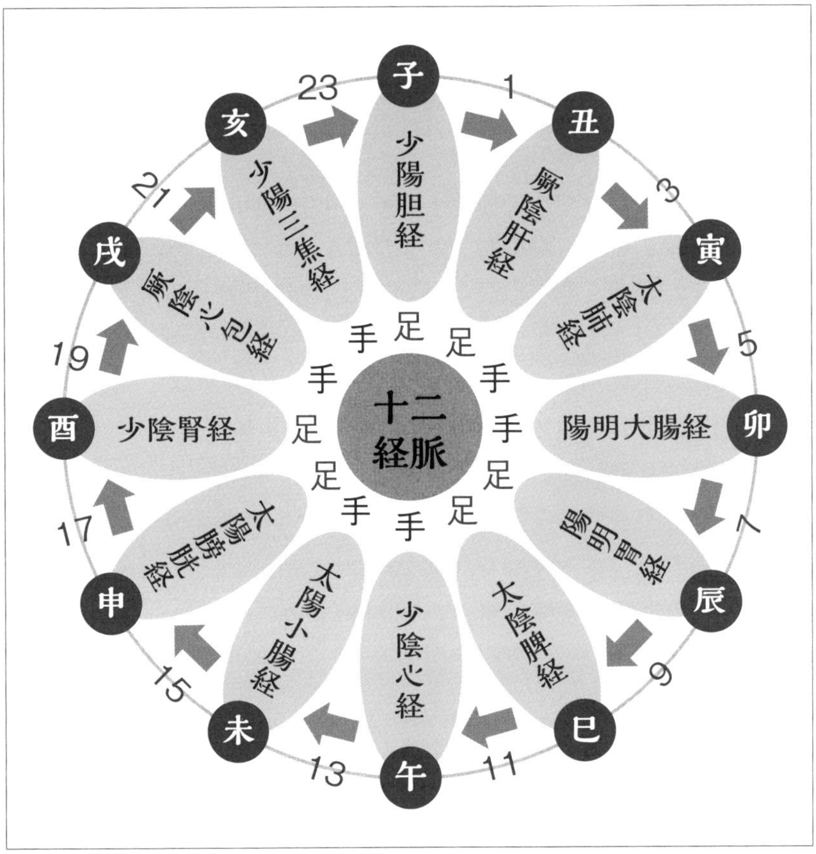

図 2-5　気血流注

節気がある。そして一日は昼と夜の現象を作り出す。太陽に面したときは陽気あふれる昼、太陽を背にしたときは陰気満ちた夜になる。

　この自然規則は万年経っても変わることがなく、中医看護では「天道」といい、一方の人の日常リズムは「人道」という。そして「人道」も自然と一体であり、「天道」のリズムに従う。「人道」という内的循環と「天道」という外的循環を調和することによって陰陽バランスや健康を保つ。

　内的循環と外的循環の調和について、「気血流注」を用いて、もう少し詳しく述べる。経絡および気血水の章（60 ページ〜）で述べたように、気血は一日十二の時刻で、それに対応する十二の経絡（正経十二経脈）をめぐる。この正経十二経脈の巡る時間と体の関係を示したものを「気血流注」（図 2-5）という。一日 24 時間を 12 等分した「十二地支」に対応しており、「流注」は人体の十二臓腑（十二経脈）の気血運行の流れを意味する。「気血流注」は一日 24 時間の臓腑・気血の運行リズムを現している。

① 「厥陰肝経」を巡る時間帯（1〜3時）
_{けついんかんけい}

　肝は「蔵血を全身に流す」という疏泄作用をつかさどる。喜怒哀楽などの精神活動を支配する機能があり、全身の五臓六腑の血が肝に集中し、肝の解毒と修復作用を受け、新鮮な血に生まれ変わる。したがって、この時間帯に睡眠をとることが肝を養う。夜更かし生活が続くと病気を引き起こしやすい原因となる。

② 「太陰肺経」を巡る時間帯（3〜5時）

　肺経は十二経脈を巡る気血の運行の源であり、肝から推し出された新鮮な気血水を全身に供給する。この時間帯に清浄で新鮮な空気中で呼吸することが肺を養う。

③ 「陽明大腸経」を巡る時間帯（5〜7時）

　肺経から大腸経に流れ込んだ気血水が大腸に供給され、栄養と水分の吸収が終わり、残渣を便として排泄する。この時間帯に排便すると大腸の排毒作用によって肺や皮膚を養う。

④ 「陽明胃経」を巡る時間帯（7〜9時）

　胃経に気血水が巡って食物を消化する。この時間帯に食事することで栄養を吸収する。

⑤ 「太陰脾経」を巡る時間帯（9〜11時）

　脾は消化、吸収、排泄すべてをつかさどる気血水を生み出す源であり、この時間帯に活動するための清気を全身に巡らせる。

⑥ 「少陰心経」を巡る時間帯（11〜13時）

　正午12時は陽の頂点であり、心臓には全身の血液陽気が集まる時間になる。この時間帯は陽から陰への転換点なので、激しい運動は避け、15〜30分程度の昼寝をとることが望ましい。

⑦ 「太陽小腸経」を巡る時間帯（13〜15時）

　小腸は水分・栄養の吸収を行い、必要な栄養素は脾へ、食物の残渣は大腸へ送り出す。この時間帯には激しい運動をし過ぎない。

⑧ 「太陽膀胱経」を巡る時間帯（15〜17時）

　膀胱は腎によって生成された尿を貯留・排泄する。また、排尿によって身体にこもった熱を体外に排出する。この時間帯は特に排尿を我慢しない。

⑨ 「少陰腎経」を巡る時間帯（17〜19時）

　腎は水をつかさどり、先天の精と食物から得た後天の精を蔵する。この時間帯に精（生命活動のエネルギー）が腎へ入り、貯蔵されるので、腎を養う食物をとることがよい。

⑩ 「厥陰心包経」を巡る時間帯（19〜21時）

　心包は心臓の外周にあり、気血水を通しながら外邪の進入を防ぐ。

この時間帯には軽い運動をすることで心臓の機能を高める。

⑪「少陽三焦経」を巡る時間帯（21 〜 23 時）

三焦は気血水を全身に巡らせる。この時間帯から睡眠をとると、全身の休養が得られる。

⑫「少陽胆経」を巡る時間帯（23 〜 1 時）

胆汁の新陳代謝が行われる時間帯である。この時間帯は陰気が盛んで人体の気血陰陽の転換点であるため、身体を休めて睡眠をとることで翌朝の目覚めがよくなる。

このように、「気血流注」は一日 24 時間に十二経脈を巡る時間割であり、体内陰陽変化の時間表でもある。

❸ 陰陽バランスを考えた「食事」と「睡眠」

（1） 食事の陰陽バランスの調整

時間や方位によって生じる「食物の五気（寒・熱・温・涼・平）」や「五味（辛・甘・酸・苦・鹹［塩辛]）」を利用し、「三因制宜（人・時・地）」（後述 111 ページ）の原則に沿って食事の陰陽バランスを調整することが大切である。中医処方の考え方と同じように「熱則寒之」「寒則熱之」で対処して、日常生活や心身状態などの時間・空間・方位を調整しなければならない。

（2） 大切な「効果的な睡眠への援助」

さらに強調したいのは「効果的な睡眠への援助」である。自然の変化から生じた陰陽の法則に従って睡眠時間を調整することが大切なのだが、十分な睡眠に対する認識が現代医学と中医看護では違う。

現代医学では一般的に健康や長寿のための最適な睡眠時間は 7 時間とされていることが多い。しかし、中医看護では睡眠時間を確保するというより「寝る時間と起きる時間を重要視」する。それは、自然（宇宙）の陰陽変化のリズムに従うためである。

①一日の時間を考慮した効果的な睡眠とは

一年の変化として春夏秋冬の四季があるように、一日のリズムも春夏秋冬の四時がある。中医看護では、3-9 時は 1 日の春、9-15 時は 1 日の夏、15-21 時は 1 日の秋、21-3 時は 1 日の冬と考える。言い換えれば「早朝から日中」を春夏、「夕刻から夜半」を秋冬とするために、そこには陽気の生・長・収・蔵の変化が発生する。

一日の春に陽気が肝臓から発生し、一日の夏に陽気が心臓に生長し、一日の秋に陽気が肺臓に収蔵し始め、一日の冬に陽気が腎臓に閉蔵する。つまり21−3時は陽気が閉蔵する時間になる。この時間帯は翌朝の十分な陽気の発生と成長を保つために「必ず睡眠をとる」時間とされる。そして目覚め、または起床の時間は朝5時ごろになる。

　一日24時間を一年間の二十四節気に対応させると、例えば、朝の5時は二十四節気の三つ目の啓蟄（けいちつ）に当たる。啓蟄は雷が鳴り、本番の春が到来する節気である。また、自然の中の冬眠する動物や昆虫（蛇や蛙など）を指し、陽気の変化を感じて自然に冬眠から目覚めるという意味で「啓蟄」という名称がつけられた。

　人間にも同じように陽気の変化に応じて5時ごろ目が覚める仕組みがある。5時ごろ起床することで自然と相応し、一晩体内に閉蔵した陽気が「起床」という動作に伴って発生し、一日の活動のエネルギーとなる。この時間に起きないでいると、閉蔵した陽気が発生することがなく、その後の陽気の生・長・収・蔵の循環もできなくなる。さらに、体内で火の邪気になって、身体の元気が出なくなり、いくら寝ても体がだるい原因になる。これは『黄帝内経』が強調する「春夏養陽」（しゅんかようよう）（春夏は「陽」を養う）の理由である。

キーフレーズ

体内で火の邪気

　発生すべき陽気が発生しなかったり、発生しても閉蔵されたままだと、体内で"火の邪気"になりやすい。

　また、「睡眠時間を確保するか」「陽気発生を確保するか」のバランスも陽気発生の時間で考える。例えば、5時ではなく6時に起きるということで計算すると、睡眠時間は1時間多く確保できるが、陽気の発生が1時間も遅くなる。したがって、体には陽気の発生が遅くなるほうがよくないと考える。これは「時間看護学」の根拠になる。

②空間や方位含めてよりよい睡眠を考える

　加えて「空間看護学」や「方位看護学」の視点で睡眠時間を見る。時間看護学と同じように自然のリズムから分析してみよう。

　地球は自転軸を中心に自転しており、その結果、昼と夜の現象が発生する。日本で夜になるときは、地球の反対側にあるアメリカは昼になる。アメリカと日本の間を行ったり来たりする人は陰陽バランスが崩れて"時差ボケ"という現象が発生する。これは方位や地理的距離によって睡眠時差が生じることが原因である。

　同じ理由で夜間勤務と昼間勤務の交代制で働く人も時差ボケのような症状が出ることがある。これは陰陽バランスが崩れているためで、昼間いくら睡眠時間を補おうとしても自然界の陽気の発生時間とずれがあるかぎり難しい。そのため、夜勤が避けられない場合、人間の方位順応の仕組みを考えて、連続する夜勤または日勤の形を取っていくことのほうが毎日交代するよりはよい。

なお、時差ボケを発生する人と発生しない人がいるが、これは人間の陰陽体質と経絡の滞りなどの状態によるものである。経絡ツボや経絡循環を疎通することで、この陰陽体質を整えることができる。

❹ 自然方位的看護実践で重要になる要素

（1）四季・四時がもたらす大きな影響

既に述べたように、太陽と地球との投影関係で、一年には四季・二十四節気、一日には四時が生じる。異なる時間は陽気発生の量が変わるため、少陽・太陽・少陰・太陰のように区別されている。四季の春と四時の朝は「少陽」に当たる。

冬または夜に閉蔵された陽気は少しずつ発生して、自然も人間の五臓六腑に陽気のエネルギーを供給し始める。そのため、人間の起床時間と自然の陽気の発生時間がずれると、少陽を受けられなく、その後の活気の生長もできなくなる。つまり、少陽から太陽へと変化する源がなくなるからである。

一年でみれば、例えば農作物の植え付けも春の陽気に乗じて行うので、春を過ぎた後に植え付けしても活気よく生長しない。春は四季のよさを決め、朝は一日のよさを決める。それは「春の病気は冬で直す」理由にもなる。

（2）「うつ病」にみる季節・時間との関係

ここで、具体的な疾病として「うつ病」について取り上げたい。うつ病の臨床症状は、一年の四季や一日の四時の変化と深く関わっているからである。

まず、うつ病は春季における発症率・再発率が高い。朝は体のだるさや気分の落ち込みなどがひどく、午後になるとだんだん症状が軽くなるのがうつの特徴である。郝万山は『傷寒論講稿』において、「冬は日中時間が短く、夜が長いが、日照時間が短い地域において、うつが発生しやすい」と報告した[1]。そして、「朝は五臓六腑が盛んに働き、多くの体内の陽気を消耗し、夕方になると五臓六腑の働きが緩やかになり、体内の陽気に余裕が出てうつ症状が軽くなる」と説明した。ここからも、体を自然の中に置き、自然の陽気を取り込む治療をすることが重要視されている。

2017 年の WHO 報告書「Depression and Other Common Mental Disorders」によると、うつ病の人は 2015 年時点の世界推計総数で 3

億2200万人に達し、2005年比で18％以上増加した。しかも、15歳未満も発症している。日本では、2005年から2015年の10年間にITが急速に発展し、テレビ・スマートフォン等の普及によって、人々、特に若い人たちが自然から離れて室内で生活することが多くなった。これも、うつ病増加の原因の1つと言える。

（3）重要な「環境の陰陽バランス」の調整

環境の陰陽バランスを調整するのも重要なポイントである。四季や四時に応じて室温、窓・ベッド等の位置関係を調整し、自然との調和を考慮する。

自然が心身にもたらす治癒力に関する研究は近年増えてきている。中国の看護界では、太極拳・八段錦（はちだんきん）（健身気功法の一種）・五行音楽による自然治癒力のエビデンスが蓄積されている。

「サイエンス」誌で1984年に発表された研究
Nature World News
http://www.natureworldnews.com/articles/17122/20150929/nature-calm-studies-back-up-idea.htm

自然環境が人にもたらす影響は、新鮮な空気を吸うことだけではない。自然を目で見るだけでも効果がある。「サイエンス」誌で1984年に発表された研究によれば、窓から森が見える部屋に入院していた患者と、自然が全く見えない部屋の患者とでは、術後の回復と苦痛の程度が異なり、自然を目にすることができる病室の患者のほうがより早く回復し、苦悩や苦痛を感じることも少なかったという。人間は自然を目で見ることによって、一日の四時変化に体が自然的に順応する仕組みがある。

中国新聞の2017年の報道
http://www.chinanews.com/cj/2017/12-24/8408086.shtml

中国新聞の2017年の報道によれば、福建医院が、伝統的中医看護と現代的情報技術、分子生物学などの分野を組み合わせて「中医健康管理太空艙」（中医健康管理カプセル）というプログラムを開発している。顔の情報を収集する装置、発音の集音装置、ヒューマンマシン応答システム、脈像の信号装置を介して、個人の健康情報に基づく五行六気の運行、生理学的および病理学的特徴、疾病リスクを含む健康状態評価レポートが自動的に生成され、個性化された疾病予防や養生プログラムが提案されるという。

例えば、四季の陰陽五行説に応じた食生活の禁忌事項、仕事や休息のバランスのとり方、その人にとって適切な運動・適切な音楽・適切なお茶の種類まで提案される。このような中医看護がわかりやすく提供されるプログラムが広く普及されることが期待される。

【引用文献】

1）郝万山：郝万山傷寒論講稿＜中医名家名師講稿叢書＞，人民衛生出版社，2008.

中医看護の実践の基となる 2つの重要な要素

中医看護の実践の基となる2つの重要な要素 ── 学びのポイント

① 「治未病」理論に基づく看護の内容と方法、利点を学ぶ
② 「三因制宜」と「天人相応」の関係性を理解する
③ 「三因制宜」の3つの要素について学ぶ

中医看護の実践では「治未病」と「三因制宜」の2つが重要な要素になっている。ここでは、その要素について考える。

❶「治未病」と中医看護

（1）"養生"を重視する中医看護

「治未病」は天人相応説に基づき、「人間が大自然と緊密に結合すれば、健康の状態を保つことができる」という理論である。1997年版の『厚生白書』では、「未病」という言葉を"疾病の予防管理"という意味で記した。一般的にも、未病を「未だ病まない」、治未病を「病気の予防」として認識されている。つまり、西洋医学では健康と不健康の状態として「未病（疾病がなければ健康）」と「健康でなければ疾病」のように捉えている。

一方、『黄帝内経』で捉えられている未病は「健康状態」のレベルを指している。つまり、健康の程度には高い状態から低い状態まであって、健康が低下すると低い状態、すなわち未病に至るという連続的な見方をするものである。

『黄帝内経』は「病気を治す」または「病気を予防する」という狭い目的を掲げるのではなく、人々の生活において「日ごろから養生などの道理を理解して、衣食住行などを自然の法則に基づき行うことで、

キーフレーズ

衣食住行

中国語で「イーシィーヂューシィン」と読み、衣食住に行動を足したもの。

未病の高い状態を保つことができ、健康に長寿で生きられる」ことを強調する。そのため、中医看護も"養生"を重要視している。

（2）中国で発展する「治未病」理論

人間は自然の一部であり、自然と調和し、自分自身の自然を見つめることが大切であり、それが生きる力や健康につながる。中医学の思想を基に中医看護特有の「未病」のチェックシートなどは既に開発されている。それを用いて地域や個人の体質の違いを見極め、病になる前の"生活習慣処方"（第3章に書いた「中医健康管理カプセル」といったプログラムなど）を確定し、看護ケアを提供する。

「治未病」理論は現代の「保健予防」の観点と一致し、何千年にわたって人々の健康生活を支えてきた。もはや「治未病」理論は人々の保健予防に有用かつ持続可能なアプローチ方法と認識され、世界の保健医療学術界においてもますます注目されるようになってきている。そのような中、中国政府は 2006 年の「治未病」政策の 5 カ年計画、2008年の「治未病」プロジェクトにおいて、生活習慣病改善と医療費削減のために養生・保健を重視することを方針とした。

習近平主席が中国のリーダーになってからは、中医看護の発展がより一層重要視されるようになった。例えば、中国の国家中医薬管理局では『中医予防保健（治未病）綱要』（2013-2020 年）を発布し、中医看護の治未病理論を基盤とする、人々の持続可能な健康促進方法を推進してきている。

（3）中医看護の「治未病」理論の目標

中国で挙げられた治未病の科学技術革新の主要な課題には、
①理論研究
②技術・製品研究
③標準研究
④科学技術成果の応用研究
の 4 つの側面が含まれる[1]。

高齢化社会で医療費の増大が問題となっている世界では、治未病理論に基づく看護は疾病を予防し、健康な生活を維持していくための新たなアプローチ法であり、侵襲性がなく、人々の日常生活に取り組める低コストの活動である。

中医看護の「治未病」理論の目標は、「あらゆる人が平等に健康を享受する」ことである。季節・気候・心のバランスによって身体のあらゆる部分に現れているものを分析し、中医看護の専門的な診断方法

「四診」（望・聞・問・切）によって人々の生活習慣を評価し、健康へのアドバイスを行い、低コストで個々の体質に合った食・睡眠・運動・日常生活を提案して、自然治癒力を促すことを重視する。

　数千年にわたって中医看護の有効性とその価値は証明されている。近年では、SARS が流行した際に「治未病」理論が地域住民に対する健康維持・保健予防に大きな役割を果たした。これらの結果からも、中医看護の治未病の視点を整理し、人々に対する保健予防や生活習慣のあり方を見直す学問として確立する価値が大きいと考える。

（4）「治未病」理論が生み出すさまざまな養生法

　「治未病」という考えは、『黄帝内経』の中の「上工治未病（技術の高い医者は未病を治す）」という記載が最初であるが、その後、中医看護では「未病先防（病気に罹る前に予防する）」「既病防変（すでに病気になってしまっても悪化させない）」「瘥後防復（病気が治癒したらぶり返さないように予防する）」などの理論体系を次々とつくり上げてきた。

　「治未病」は中医看護において非常に重要な考え方であり、これに基く治療理論、そして治療技術は、現在の医療にも十分生かせるものであると考えられる。

　実際、「治未病」理論に基づく治療技術は、中国の地域住民に対して、人・時・地域の違いを考慮して、地域住民の心理・飲食・日常生活・運動・環境などに適した養生法を生み出してきた。具体的には、放血療法（耳たぶまたは指先の“十宣”というツボから鍼刺激で少し血を流すことで、小児の高熱痙攣や成人のストレス、一時的な高血圧を緩和させる方法）、耳ツボ刺激、経絡叩打法、経ツボモグサ灸、太極拳、八段錦、刮痧、ツボ体操などが昔から展開されている。

❷ 「三因制宜」と中医看護

（1）中医における治療の原則「三因制宜」

　『黄帝内経・素問編』の「異法方宜論篇」では、下記のように書かれている。

「医之治病也、一病而治各不同、皆癒、何也？」

　（医師が病を治療する際に、同じ病であるのにもかかわらず、その治療法がそれぞれ異なっている。理由は何か？）

キーフレーズ

刮痧

　水牛角（または翡翠）ヘラで全身を経絡に沿って優しく擦り流す。気血の流れを改善することで体内に長期間滞った瘀血が排出され、内臓機能の活性化が図られることにより自然治癒力を高める作用がある。

「地勢使然也、如東方之域天地之所始生也、魚鹽之地、
海浜傍水、其民食魚而嗜鹹、魚者使人熱中、鹽者勝血、
其治宜砭石、西方之域、沙石之處、天地之所収引也、
其民陵居而多風、水土鋼強、其民不衣而褐薦、其民華食而脂肥、
故邪不能傷其形體、其病生与内、治宜毒薬、北方之域、
天地所閉藏之域也、其地高陵居、風寒氷冽、
其民樂野處而乳食、藏寒生満病、其治宜灸焫、南方之域、
天地所長養、陽之所盛處也、其地下、水土弱、霧露之所集也、
其民嗜酸而食胕、故其民皆繊理而赤色、其病攣痺、其治宜微鍼、
中央者、其地平以湿、天地所以生萬物也衆、其民食雜而不労、
故其病多痿厥寒熱、其治宜導引按蹻、故導引按蹻」2)

　（それは各地の気候・風土が異なっているから。例えば、東方地域に住む民は主に魚を食べて鹹味を嗜む。魚は臓腑に熱を持たせるため、偏ると心気や血脈の流れが渋るようになる。砭石［針の一種］を用いた治療が有用である。西方地域は砂や岩石が多く、天地の気が収引するところであり、風当たりが多く、気候が厳しい。そして肉の脂肪をよく食べるので外邪は直接肉体を傷めることができないが、臓腑に病を生じてしまう。このような病には、毒薬を用いて臓腑を洗い流す治療法は適している。北方地域は天地の気を閉ざした冬のように寒風が厳しいところである。乳製品が人々の食生活の中心であるので内臓に病を生じてしまう。灸療法で温め、気を巡らせる治療法がよい。南方地域は、天地の気が万物を養い成長させ、陽気が最も盛んなところである。土地の高度は低く、気候は温和で霧露の多く発生するため、人々は酸味を嗜み、発酵させたものを食べるので、皆、肌のキメが細かく赤い色をする。多湿により筋の痙攣や痺れや麻痺などの病を生じてしまう。毫鍼による鍼治療がよい。中央部は、大地が平らで湿気が多く、天地の気が万物を生じ育つ条件がそろっている。人々は、多種多様の物を食べ、あまり労働せず、病の多くは寒熱のどちらかに偏り、痿弱や冷え等の病を生じてしまう。導引、按蹻［直接肉体に触れたり動かしたりする］の治療法が宜しい）

　この『黄帝内経』の原文は、中医における治療の原則のひとつである「三因制宜」理論の根拠になっている。
　三因制宜とは、①因時制宜（気候・季節・昼夜など）、②因地制宜（地理的な方位・環境・特産など）、そして、③因人制宜（体質や年齢など）という３つの要素を考慮して人を理解する方法である。
　中国では、「聖人」と呼ばれる医師は、患者の地域性・個別性を診

て多種多様な治療法の中から最も有効なものを選択する。そのため、同じ病であっても治療法は異なる。

　三因制宜は「天人相応」の思想である「天（自然環境）と人（人間）は本来、統一体であり、その一体性の回復をめざす修養（適応／養生）が大切である」という考え方に基づいており、中医看護も「三因制宜」の原則で人間が置かれている自然環境の個別性を理解する。

（2）「三因制宜」の3要素

①「因時制宜」

　「因時制宜」の"時"という要素においては、その人が面した季節・時間の特性を重要視する。

　例えば、冬は陽気が弱り、陰気が盛んになる。そのため、冬になる前に陽気を貯えて備える必要がある。さらに人は冬の季節に陽気が損なわれないように休養を取り、春の陽気を待つ。春には陽気が盛んになり、夏まで続く。人は自然界が陽に傾き出したときに、自然界の陽の力を借りて、次に来る冬に向けて陽気を備える工夫をすべきである。

　カエルやヘビなどといった変温動物はまわりの気温の低下とともに体温が下がり、体を動かすことができなくなる。そのため、冬の間は土中や岩洞窟にいて、体に貯えた脂肪を消費しながら、体温や呼吸数、心拍数を下げてエネルギーを節約する。

　人間は自分の意思で体の温度を変えられないが、陽気のあふれる季節ではエネルギーを貯え、冬の季節でエネルギーの消耗を少なくする工夫はできる。冬の体は、夜中に外気が体内に入り込んで体温が下がるので、その気を溜め込む時間として、激しい運動を避け、体をできる限り冷やさないようにする。また、豆類・穀物類（食物の種）を意識的に食べる。豆類も穀物類も、春から秋の長い期間、宇宙からのエネルギーを受け、栄養を凝縮させている食物のため、冬に備えて貯えるエネルギーとしてよいという考え方である。

②「因地制宜」

　「因地制宜」の"地"という要素は、人の住む居住地、地理環境、風土の特性を重要視する。地方によって気候が違うし、環境も違う。環境が違えば人体に与える影響も違うので、養生法もそれに応じて工夫する。特に老人や海外から異動等が多い人は体調が変わりやすいので適応までに時間がかかる。

③「因人制宜」

　「因人制宜」の"人"という要素は、人間の個別性を指す。性別・年齢・体質・生活習慣・文化慣習などによって、人はそれぞれ養生の方

法が違う。このことは現代看護の理論で人の個別性を重要視するのと同じである。

　以上のように、人間を理解する際には、「時・地・人」の３要素を考慮しなければならない。季節やその土地の環境、年齢・性別・体質などに応じて看護の方法が異なるからである。

　これは、アメリカの看護学者であるジョイス・トラベルビー（Joyce Travelbee）が1971年に主張した「人間は、独自的でとりかえのきかない個体、つまり過去に生きていた人々、あるいはこれから生きるであろう人々と似てはいるが、同じではありえないこの世界における一度だけの存在者」という考えに合致している[3]。

　また、国際看護の対象となる外国人または異文化者の個々の違いも、三因制宜の考え方で的確に解釈できる。同じ年齢または性別の人でも生活してきた環境によって体質が違うし、地理的な適応能力も違う。移動することによる大宇宙（自然）の変化に小宇宙（人）が適応する過程も異なる。

　中医看護においては、この時間・地域性・個別性を重要視した三因制宜に基づいた看護を展開していかなければならない。

【引用文献】
１）東洋学術出版社・中国最新情報：中医予防保健（治未病）サービスを革新するための綱要を発布（国家中医薬管理局）　http://www.chuui.co.jp/cnews/002379.php
２）姚春鵬訳注：黄帝内経（上）素問, 中華書局出版, p .115-118, 2010.
３）Joyce Travelbee：トラベルビー 人間対人間の看護, 長谷川浩他訳, 医学書院, 1974.

文化・国際・災害に関わる視点と中医看護の展開

文化・国際・災害に関わる視点と中医看護の展開 ── 学びのポイント

① 時間軸・空間軸・方位軸で理解する中医看護の効用を知る

② 国際看護において "自然・人の統一体" として共感する意識を持つ

③ 内部・外部で隔たりが起こりやすい災害看護で必要なことを学ぶ

現代では、一般的に人間は社会的に組織され、その社会や文化圏の一員となる。そのため、人間と社会・文化を "統一体" として見なければならない。「文化」は抽象的な概念である。岡部[1]は、文化を「ある集団のメンバーによって幾世代にもわたって獲得され蓄積された知識、経験、信念、価値観、態度、社会階層、宗教、役割、時間空間関係、宇宙観、物質所有観といった諸相の集大成である」と述べている。さらに、文化は時間をかけて形成され、無意識のうちに習慣となるため、人間は自らの文化が正しいと思い込みやすい。

また、文化の一要素となる「価値観」については、2500 年前の中国の哲学者である老子が「美と醜、善と悪、難と易、長と短、高と低はすべて比較によって生まれてくるものであり、これらの比較により価値観ができる」と述べている。陰陽関係の相対性からみても、価値観は時間や空間によって移り変わるものであり、永遠に一定ではない。

ここでは、このような前提をもとに、日常生活の看護の範囲を広げて、文化・国際・災害に関わる視点で中医看護の展開を考えてみたい。

❶ 時間・空間・方位の関係から考える文化と看護

（1）レイニンガーが指摘する文化と看護の関係

これまで述べてきたように、中医看護の実践は、時間・空間・方位

を考えた看護実践として考えることができる。人は歴史の時間変化、自然の空間および方位における年中の四季変化・日中の四時変化の中で生活して文化や社会を構成しているため、"統一体"である文化も社会もこの変化の影響を受けている。

　アメリカの看護学者であり、人類学者でもあるマデリン・M・レイニンガー（Leininger）[2]は、その著書『レイニンガー看護論 文化ケアの多様性と普遍性』において、文化を考慮した看護ケアを行う際に、どのような文化的・社会的要因が影響しているのかを"サンライズ・モデル"を用いて説明している。

　彼女はまず、文化（Culture）を「ある特定の集団の思考や意思決定やパターン化された行為様式を支配する学習され共有され伝承された価値観、信念、規範、生活様式」と狭義的に定義した。そして、「文化ケアは文化的・社会的構造次元において、技術的要因、宗教的・哲学的要因、親族的・社会的要因、文化的価値観と生活様式、政治的・法律的要因、経済的要因、教育的要因などにより構成される」と広義的に定義した。このサンライズ・モデルは「人間が文化的・社会的構造から切り離されると存在できない」ことを示している。これは、看護実践において健康評価とケアを行う際に考慮すべき宇宙観であると言える。

　本書においては、レイニンガーが唱える広義的文化を「科学文化」「伝統文化」「精神文化」の３種類に分けて考える。「科学文化」は時代性が強く、時代の進歩によって変化する。古代の火の発明から現代の人工知能まで、科学技術や社会環境の進化等が科学文化の発展であり、世界中の人々は自然の流れでこの変化を受け入れ、順応していく。一方、「伝統文化」や「精神文化」はレイニンガーが定義した狭義的文化に近い。この種の文化においては、特に文化的価値・生活様式などが根強く定着し、時代の変化に左右されにくい。

（2）日本人と中国人で異なる「健康統制観」

　ここで、筆者の研究事例を紹介する。研究テーマは「日本と中国における健康統制観の相違」である。この研究の目的は、「文化的背景の違いから健康統制観の違いが生まれる」という仮説に基づき、日本と中国における「健康統制観」（Health Locus of Control、以下：HLC）の相違および時間経過による変化の相違を明らかにすることであった。なお、HLCは「自分自身の健康に対する考え方」を表すもので、欧米で生まれ、保健行動を予測する因子として健康教育に伴う行動の変容を評価するものとして使われている。

キーフレーズ

サンライズ・モデル

　レイニンガーの「サンライズ・モデル」は、日の出時の太陽のような半円形で図示されており、頂点に「文化ケア・世界観」があり、その下に「文化的・社会的構造次元」が置かれている。さらに、その下に「技術的要因」から「教育的要因」まで7つの要因が扇形に並べられ、半円形の中心には「全人的な健康（安寧）」が置かれている。そして、その半円形の地面下に当たる位置に「民間的（イーミック）ケア」「看護ケア」「専門的（エティック）ケア」が並列に並んでいる。

本研究における調査対象者は、日本10カ所、中国3カ所の医療機関に入院している患者の家族で、堀毛[3]が開発した「日本版HLC Scales」（JHLC尺度）を使用した。中国の医療機関では、中国版HLC Scalesに翻訳したものを測定用具として用いた。

JHLC尺度は、下位尺度としてInternal（I）／Professional（P）／Family（F）／Chance（C）／Supernatural（S）の5因子で構成されており、Iは「病気や健康の原因が自分自身にあるとする考え方」、Pは「医療関係者や医療に健康問題の解決を求める考え方」、Fは「家族などの身近な人に健康問題の解決を求める考え方」、Cは「運命に原因を求める考え方」、Sは「神仏や先祖などの超自然的なものに健康問題の解決を求める考え方」である。Iは「内的HLC」、それ以外は「外的HLC」とされる。

研究の結果、日本と中国のHLCに大きな相違があることがわかった。中国人は外的HLCが高く、日本人は内的HLCが高い傾向があり、文化の違いによって健康に関する考え方も健康行動も違うことがわかった。また、1995年、2005年に行われた10年間隔の研究でも同様な結果が得られ、時間経過による相違の変化はみられなかった[4]。

（3）時間軸・空間軸・方位軸で理解する中医看護

上記の例でわかるように、個人の文化的価値観は“時間軸”の進行に影響されにくい。文化人類学者は人間間の距離に“空間軸”と“時間軸”という2つの視点を導入して研究対象者を理解する。空間軸は通文化的な視点、時間軸は歴史的な視点を指す。つまり通文化的な観点と歴史的な観点の双方から、研究対象となる事象の形を浮上させるのである。その上に自然科学という“理論軸”を導入して解釈または議論することで事象の新しい見方を見いだす[5]。

一方、中医看護では人間間の距離に“時間軸”“空間軸”に加えて“方位軸”も加えている。人間同士が互いに近づこうとするときは時間軸と空間軸が近づいても人の立ち位置（方位：東南西北）が違うと、それぞれの背景・視野に入るもの、感じることが異なり、「距離」は縮まない。3つの軸すべてを考慮しないと、形のみの理解になってしまう。

老子の「有と無」に関する思想でも、人間の価値観は相対的であるのに、絶対的なものであるかのように錯覚する可能性があり、「物や事が有るか無いか」という認識は人によって異なるとされている。看護実践においても、向き合う者同士が必ずしも同様に物事を認識するわけではないことを、念頭に入れなければいけない。

自然にあるすべての生命は、同時性または共時性が存在している。

例えば、雷が発生するときと同時に自然にある生命がなんらかの反応を示すが、反応の様式はそれぞれ違う。現代心理学者が心理治療を行う際に活用している人の思考様式は、「過去－現在－未来」という生命過程の時間軸を持つことが多い。中医看護では「人」は自然・宇宙と一体（天人相応）であり、複数の生命過程の時間軸がこの統一体の中で同時進行している（同時性）、あるいは複数の生命過程がこの複雑な立体的な時間軸を共有している（共時性）と理解する。この立体的な時間軸については第三部で解説する。

❷ 宇宙規模の概念から考える「国際看護」の実践

　筆者は、看護実践においては"人"を中心とする視野から脱出し、広義的文化の範囲をさらに広げ、人の生命過程の時間軸を一本の線としてではなく、宇宙規模の"天人相応"の視点で立体的に見る必要があると感じている。中医看護の考え方では、人間一人ひとりが小宇宙であり、それぞれ相応する大宇宙（自然）がある。一人ひとりの看護対象者（小宇宙）の時間軸だけで、その文化背景を理解しようとしても必ず先入観やズレが生じる。共有する自然（大宇宙）における立体的な、同時性・共時性のある時間軸で対象者の文化を理解し、受け止めることが看護実践において重要である。

（1）2人の留学生の反応で理解する大宇宙とのつながり

　この立体的視点について、事例を用いて解説したい。筆者は日本にいる2人の中国人留学生を対象に「異文化適応」に関するインタビューをしたことがある。同じ中国から来た2人であるが、異なる睡眠習慣を持っていた。

　中国南部から来た留学生Aは昼寝の習慣があり、「寝ないと昼からの仕事の効率が上がらない。居眠りしたくなるし、イライラする」と言う。一方、中国東北部から来た留学生Bは昼寝の習慣がなく、「昼時間は皆と一緒に食べたり、話したりして楽しく過ごすが、毎日、早く帰宅して早めに寝たいと思っている。23時になると何もする気がなくなる」と言う。

　東北部出身のBは昼寝の習慣のない日本の環境にすぐに適応できた。睡眠習慣の異文化適応において、対象者の過去－現在という時間軸と、南－北という方位軸からの影響があったのは明白である。

　しかし、これでは部分的な理解にすぎない。人の生活習慣・食習慣・睡眠習慣など、すべては生まれ育ってきた地方の自然の変化リズ

ムに沿って形成されたものである。

　人間は宇宙（自然）の「生・長・収・蔵」という循環運行に合わせて「養生・養長・養収・養蔵」の法則に従って生活する。中国東北部は寒い時期が長く、日照時間も短い。つまり"陰気"が溜まりやすいので、陰陽バランスを取るために、夜は早めに寝て、朝は遅めに起きて日光を浴び、昼寝はせず十分な陽気が溜まるようにする。反対に、中国南部は気温が高いことが多く、体内に"陽気"が溜まりやすい。人々は早起きし、夜は遅くに寝て、日中の最も熱い昼の時間に昼寝をして休憩時間を長めにとり、体内に陽気が溜まりすぎないようにする。

　このように、人と宇宙（自然）のつながりを考慮した捉え方をしなければならない。例えば、「Bは以前（←時間軸）、中国の南部（←方位軸）で生活していて昼寝の習慣があったから、昼寝のない日本の文化に適応できない」と安易に解釈せず、人々が共有する宇宙（自然）という立体的な視点から、さまざまな文化背景を分析することで、対象者への看護の理解がより深まる。

（２）国際看護では看護対象者を立体的に捉えて理解する

　ここでは睡眠習慣を１つの例として挙げたが、人の体質・性格・自然適応能力など、他のさまざまな要素も、地域の社会体制や文化に影響される。看護実践者は自身と異なる文化的背景を持つ看護対象者に対し、その人が生活してきた自然・時間・地域を立体的に捉えて理解する必要がある。

　中医思想においては人の生理的身体と心理的身体は不可分である。「五臓六腑一体観」や、心・志・感情・意識・思考などの「形神一体観」は、特に文化や社会環境から大きく影響されるため、看護実践者は自文化と異文化のように境界線を引いた視線や見下すような視線で対象者を見ないことが、まず求められる。特に、異なる文化・環境で育ってきた対象者と関わる国際看護においては、対象者を"自然・人の統一体"として共感する意識を持つべきである。そのときに役立つのが中医看護の理論であることは間違いない。

❸ 地域の陰陽関係（内外）とエンパワメントの概念から考える「災害看護」

　筆者は2011年の東日本大震災以降の２年間に発表した論文や報告書をメタ解析し、当事者の生の体験などから新たな知見を得て、看護支援の糸口を見いだした。そして、急性期・亜急性期に生じた災害

ニーズに沿った看護支援ネットワークの全体図を作成した（図2-6）。

　東日本大震災の急性期・亜急性期においては、被災地が本来持っているネットワークを活用しながら、被災地の内外からの支援者をつなぎ、看護の支援体制が新たに拡大していたため、被災地の看護は効果的に機能していた。また、看護支援の介入は、被災地の支援ニーズに応じた既存ネットと自然発生的ネットワーク間のつなぎ方に焦点を当てる必要性があることが示唆された[6]。

（1）災害看護における内部支援者（陰）と外部支援者（陽）

　本研究のもう1つの結果として、救援ネットワーク内外の関係性をまとめ、表2-3のように「内部支援者」（自文化者になる）と「外部支援者」（異文化者になる）において活用されたエンパワメントを示した。すると、被災地の内部と外部で機能している団体や個人の視点はそれぞれで感じた課題なども違うことがわかった。

　エンパワメントは環境や文化に左右される。そのため、外部支援者と内部支援者のエンパワメントに大きな違いがあると思われる。外部支援者は、被災地の援助と同時に自身の安全について考える専門家である。したがって、いわゆるレイニンガー理論のエティック視点を持つ。これは「外から客観的見る視点」である。その代わりに、それまで活動しているところと環境が変わることによってエンパワメントの活性化に影響が生じる。

　一方、内部支援者は災害に直面して受けた心理的な衝撃、惨めな現実との向き合い、自分の家族の安否、自信の責任感を感じている。そして、自らも地域住民であることによるイーミック視点を持つ。これは「中で主観的に判断する視点」であり、内部支援者の場合、エティック視点も同時に持つ。そのため、見知らぬ支援者への不信感が生じ、エンパワメントが活性化しやすい。

（2）災害看護でも役立つ中医看護の思想

　ある地域に入る“異文化者”には、「できること」「できないこと」は当然あるが、「時間をかけたらできること」があることも忘れてはならない。特に被災地においては調整役となることが多い看護者は内部支援者と外部支援者、それぞれのエンパワメントを見極めて引き出すことが重要であると感じられた。

　そして、内部と外部という立場の違いを超えて、“その人”を理解するために活用できるのが、中医看護の思想であることをあらためて感じられたのが災害看護の現場であった。

図2-6 被災地内のネットワーク機能と被災地外からの支援ネットワークの関係性

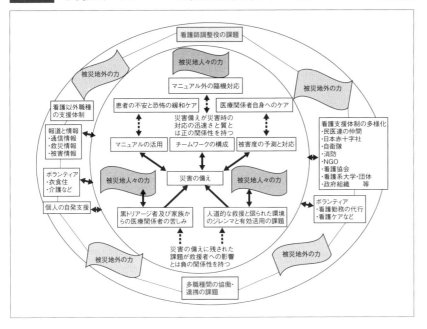

❹ "隔たり"を取り除く中医看護の力

　外国人が日本人にとって異文化者になると同様、日本人も外国人にとっては異文化者である。外国人と日本人の間の"隔たり"を取り除かないと、両者ともに前に進めなくなる。在日外国人が日本の文化に適応していくためには、外国人自身の努力が必要であるとともに、在日外国人と接する日本人もまた、共同作業者としての認識が必要となる。ここで大切なのは、外国人自身が感じる内的ストレスだけではなく、関わる日本人にも負けないほど大きなストレスが生じており、そのことを互いに分かり合わなければならないということである。

　そのために大切なことは、「傾聴」と「コミュニケーション」であろう。さらに、対象となる外国人の文化的な分析を行い、外国人が自身の行動や言動で日本人に与える影響がどのようなものかを理解するように促す支援が効果的である。一方的な助言ではかえって偏見を助長する可能性があることに注意しなくてはならない。あくまでも対等な関係で壁の両側から対話ができる異文化調整の働きが重要である[7]。

　本章において述べてきた「文化」「国際」「災害」の場面に共通することは、この"隔たり"を取り除くことの大切さである。看護者が人と人の間の内的・外的なダイナミックなバランスの調和のために努力をした結果、"隔たり"が取り除かれ、そこに「人々の統制感（sense

表 2-3　内部支援者と外部支援者のエンパワメントの違い

	内部支援者のエンパワメント	外部支援者のエンパワメント
文化	自文化	異文化
心理的要素	・地震発生現場にいることにより生じた心理的なダメージ ・惨めな場面への向き合い ・家族の安否	・助けることと助けると同時に自身の安全について考える
支援形態	・自助 ・自助としての責任感	・助他 ・助けの立場
レイニンガー理論の視点	・イーミック視点 ・専門家であるからエティック視点も持つ	・エティック視点
エンパワメントの活性化	・主体性が強く出る ・見知らぬ支持者への不信感が生じやすい ・時間が経つと外部支援者に依存	・主体性は環境によって影響される ・見知らぬ環境への適応に時間がかかる ・今までの環境との違いによってエンパワメントの活性化に影響が生じる

of control)」が増大する。それは、やがて健康が改善される過程となることを、筆者は関わってきた国際看護・災害看護の場で何度も出会っている。また、文化の"隔たり"をも取り除くことの重要性は、22年前に中国から日本に来て、自分自身の経験として感じている。

　そして、そのどれにも共通することは、宇宙と人を"統一体"として捉える中医看護の思想・理論が役立つということである。地域包括ケアが進む今、日常生活の看護の中に中医看護が展開されることによって、世の中が平和になっていくことを筆者は確信している。

【引用文献】
1 ）岡部朗一：文化とコミュニケーション，古田暁監修，石井敏，岡部朗一，久米昭元著，異文化コミュニ・ケーション，有斐閣，1996.
2 ）レイニンガー：レイニンガー看護論 文化ケアの多様性と普遍性，稲岡文昭監訳，医学書院，2002.
3 ）堀毛裕子：日本版 Health Locus of Control 尺度の作成，健康心理学研究，4 （1），p.1-7，1991.
4 ）呉小玉，井上清美，段亚梅，高木廣文：文化的背景から生じる日本と中国の健康統制観の相違に関する研究，兵庫県立大学紀要，第 20 巻，p.29-40，2013.
5 ）磯野真穂：文化人類学からみた看護領域における質的研究の特殊性，看護研究，48 （4），2015.
6 ）呉小玉，片田範子：The supportive nursing network which is appropriate to the needs in the acute and sub-acute period of The Great East Japan Earthquake，3rd International Conference of WSDN，2014.6（北京）.
7 ）呉小玉：地域に暮らす中国人母子の健康ニーズと看護支援のあり方－異文化共生の視点から，保健の科学，56 （4），p.233-238，2014.

第三部

「中医看護」の理論から導いた
ユニバーサル自然看護モデル

中医看護理論と人間・自然・健康・看護に関する重要な概念

① 中医看護と現代医学の違いを理解する
② 中医看護における陰陽バランスについて知る
③「時間・空間・方位」と患者の関係を学ぶ

❶ 中医看護と現代医学の違いを検証する

（1）中医看護が捉える重要な5つの概念

　中医看護の理論から読み取った人間・自然・健康・看護に関する重要な概念は、図3-1のように5つの概念で示される。中医看護が捉える"健康"とは、「天人相応」「心身合一」「陰陽調和」の状態である。疾病に対しても、上記の3つの状態を目標にして、「三因制宜」「扶正駆邪」「陰陽調和」の原則で看護実践を行う。

　健康と疾病に関して中医看護は現代医学とは異なる考え方を持つ。現代医学は"健康"と"疾病"（病気）の状態を明らかに区別（二分化）する。それに対して、中医看護は健康と疾病を二分化せずに"未病"という統合体として捉える。未病は健康状態のレベルを表す概念であることは既に述べた（109ページ）が、未病のレベルは「L1：平常状態→L2：平常が乱れそうな状態→L3：平常が乱れた状態→L4：平常に戻るための休養状態」の4段階がある。

　そして、中医看護では「病気の原因は自分自身にある」と考える。そのため、健康を保つためには"予防"をこころがけなければならない。この"予防"の観点を表している言葉が「治未病」である。

　現代医学は、疾病の要因を大きく内因と外因の2つに分けている。「内因」は、遺伝子異常、染色体異常、奇形、内分泌異常、免疫異常、

図3-1　人間・自然・健康・看護に関する重要な概念

人間と自然と健康と看護に関する重要な5つの概念

三因制宜	扶正駆邪	天人相応	心身合一	陰陽調和
看護の対象となる人の「内的個体差」「外的な季節と気候の差」や「環境の差」を考慮した看護ケアを行う	看護の原則として正気を扶助し、抵抗力を増強することにより、外部環境（自然など）からの病邪を駆除することがある。つまり、人間の心身が持っている自然治癒力を高める	生命は宇宙のリズムと同調する」とされる。人は地球の自転・公転、月の満ち欠けなど宇宙からのシグナルに呼応しつつ生体の仕組をつくった。自然のリズムと対立せず、自然の変化に応じて人体を調整することで健康な長寿に達することができる	心には身体を動かす機能があるため、心と身体を統一し（形神一体）、春夏秋冬の天の気に調和させることが大切である。飲食に節度があり、起き臥しを四季の季節に応じて調整し、みだりに心身を過労させない。すると、肉体・精神共に自然の陰陽と調和することができ、人体の最大自己治癒力を発揮することができる	陰と陽は善悪の二元論ではなく、「陽気があるからこそ陰気がある」ことで人体の成長発育や生理的なバランスの維持ができる。したがって、陰陽のバランスをとることが基本となる。生活リズム・運動・飲食のすべてにおいて中庸の道によってどちらにも偏らないように陰陽のバランスをとることで健康を保つことができる

アレルギー素因等である。そして「外因」は栄養障害、物理学的因子、化学的因子、生物学的因子等である[1]。

　中医看護も、疾病の要因を内因と外因として考えるが、主に「人間自身が外因の機会になる」という因果関係を重要視する。この場合、「人間自身」が内因であり、このことを“内傷”と呼び、それによって起こる外因を“外感”とする。そして、内部のバランスが崩れたことによって疾病が発生することを「内傷外感」という。第二部第2章を参照してほしい（98ページ参照）。

　では、内傷外感を避けるためにはどうすればいいのか。この状態は体内の正気が不足している。邪気を払う正気は生命機能、生命エネルギーである。そこで「扶正駆邪」の対処が必要になってくる。これは中医における治療の根本的原則である。

（2）風邪とウイルスへの対処からみる中医看護

　ここで、現代医学と中医看護の違いを、より具体的に述べる。例えば、現代医学でいう「風邪」は細菌やウイルス感染を主な原因とするが、中医看護においては人体内の陰陽バランスが崩れたときに、自然

図 3-2 風邪に関する現代医学と中医学の考え方と対処の違い

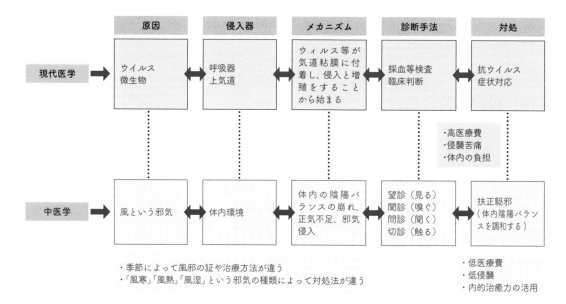

の風気・寒気・暑気・湿気・燥気・火気などが邪気として体内に侵入したことを原因と考える。中医看護の基礎ができた 3000 年前は、現代科学のような技術がなく、ウイルスの発見ができなかった。しかし、自然と健康の関係性に対する見方と対処方法への視点は、今と比べても劣らないと考える。図3-2 に現代医学と中医学で風邪に対してどのように考えていくのかの違いを示した。現代医学による体内ウイルスを消滅させる対処に対して、中医学は体内の正気を補正することによって邪気を駆出する。

　中医看護では、治未病の視点から、風邪に対しては三因制宜の原則で対処する。看護の対象となる人の内的な個体差、外的な自然界の季節と気候の差、環境の差を考慮した看護ケアを行う。

　例えば、「未病の 4 段階レベル」（124 ページ）に応じた看護ケアを示したのが図 3-3 である。

　風邪（かぜ）といっても「頭痛・頭重・寒気・発熱」のような症状があれば、"寒気による風邪" になり、「頭痛・喉の痛み・喀痰・発熱」のような症状があれば、"熱気による風邪" になる。さらに、「頭痛・発熱・全身倦怠・下痢」のような症状（患者の主訴例：熱くてたまらなかったため、夜中に外で冷たいものを飲みながら納涼した）があれば、"湿気・寒気・熱気による風邪" になる。これらの 3 事例の共通点は「疾患としては風邪であるが、症状の違い、発生の時間・場所の違いがあ

図3-3 未病の4段階のレベルに応じた風邪のケア（風寒による風邪の例）

	未病のレベル（L1-4）			
	L1：平常	L2：風邪になりそう	L3：風邪になる	L4：病後
身体の反応	異常反応なし、健常	寒気、頭重、喉の違和感	頭痛、発熱、喉痛、悪寒	怠体、無気力
「治未病」の原則	未病先防（先に予防する）	欲病救萌（病の萌芽から制する）	既病防変（病の悪化を食い止める）	瘥後防復（ぶり返さない）
・自然ケア ・内的バランスを調整する（養心・養神・養体）	・温かくする ・生姜湯 ・白湯 ・大根 ・茶 ・休息	・生姜やパクチーを煎じて飲む ・ネギの白い部分を煎じて飲む ・香蘇散方剤を煎じて飲む（香附子、蘇葉、陳皮、生姜、甘草） ・保温して休息 ・白湯、粥	・麻黄湯（汗がない場合）（桂皮、麻黄、杏仁、甘草） ・桂枝湯（汗が出る場合）（桂皮、芍薬、ナツメ、生姜、甘草） ・鍼灸・温灸・カーピング（大椎・合谷・曲池等のツボ） ・梨・桃・スイカ等果物 ・粥（蓮根の実、山薬入れ）	・食で補う（トマト卵の粥・肉野菜粥、薄味） ・リラックス（平常心を保つ） ・適当な運動（陽気に当たる） ・保温して休息

る」ということになる。そのため、中医学での治療方針としては「同病異治」になる。

　冬の病気は寒邪によって引き起こされる「傷寒病」が主である。風邪は風寒による体内の陽気不足で陰の邪気が体に侵入したことで起こる。体内の陽気を補正し、陰の邪気を駆除するために、桂皮・生姜・なつめ、そして温灸といった陽気の性質を持つもので対処する。つまり「寒則熱之」の原則で体内の陰陽バランスを回復させる。

　看護は健康問題を考えるときに、人間自身を中心とすることが基本である。つまり、人間自身の内的バランス（心身合一）を調整することができれば、外部環境との調和にもなる。人間と自然の関係を解釈する際に、自然を1人の人間として考える。人間のバランスの崩れと同様、自然もバランスが取れない場合がある。例えば、気候異常などが発生するときがそうである。そういう時期は自然異常という外邪を避けるべきであり、自然がいずれ平常に戻るのを待つ。これは中医看護の予防的視点につながる。

❷「陰陽バランス」と「時間・空間・方位」の活用

（1）中医看護における陰陽バランスの調和理論

　人間（内因）と自然（外因）に対する考え方は、健康と看護実践に大きな影響があると考えられる。中医看護では、3000年以上の歴史の中で内証的方法を用いて実践を行い、一つひとつの「証（疾病）」の対処法や原因の追究を理論から実践までのエビデンスを積み上げてきた。未来の人類のよりよい健康のために、この理論をさらに発展・伝承することは重要である。現代科学の手法を利用し、長期間の前向きコーホート研究等を行うことは中医看護理論の発展や普及につながるだろう。前述した福建医院の「中医健康管理太空艙」（中医健康管理カプセル）プログラムはその1つである（108ページ参照）。

　中医看護における陰陽バランスの調和理論は、自然の万物を容易に二分化することで、すべての人・物・事を全体的に認識することができ、そして完全に対等的に取り扱うことができる。これは看護実践において有用である。現代看護の視点からは陰陽バランスはイメージしにくいと思うが、生物や自然において陰陽調和の実践例は多くある。

　また、気・血・水（津液）や経絡の章（60、66ページ参照）で述べた陰陽二気の「昇降出入」の現象のように、自然界のすべての現象は「昇と降または出と入」で説明することができる。太陽が東から昇り、西に沈む現象に「昇」と「降」の両面性があり、「出」と「入」とみることもできる。出（陽）があれば入（陰）があるのである。

　同様に生物においても、すべての生命活動を「昇」と「降」または「出」と「入」という陰陽現象で説明することができる。人間は心理・社会・自然・人間関係などさまざまな要素から説明されるが、統括的に「内的」と「外的」という陰陽の両面的要素に分けることができ、そのバランスを陰陽バランスで説明することができる。

　例えば、「呼吸」においては呼（出）が"陽"、吸（入）が"陰"となる。吸気が多くて呼気に障害があれば、陰気が過度に入って陽気が足りなくなるので、過換気が起こりやすくなる。したがって、「呼吸を整える」ことも陰陽バランスを保つことになる。飲食の摂取（入）と排泄（出）、睡眠（入）と活動（出）、IntakeやOutputといった現象も同様である。

　酒谷薫は、「陰陽五行学説に基づいた中医看護の人体機能に対する考え方は現代医学と異なるが、非科学的なものではなく、現代科学に

も通じるユニークなものである」と主張した。さらに「伝統医学研究
においては、中医看護と現代科学を融合させた新しい医学の構築に向
けて、その治療効果に加えて生命観に関する理論的研究も重要であ
る」とも述べている。[2]

(2)「陰陽」と「時間・空間・方位」の考え方

①ケアのポイントは陰陽バランスをとること

　陰陽概念は相対的な概念である。陰陽バランスの調和を看護実践に
応用する際は、人の体と精神（心理）を「内部環境」（陰）とし、社会・
文化を含む自然を「外部環境」（陽）として、陰陽バランスを保つた
めの支援を行い、人間と自然を一体化する。

　人間関係においては常に自分自身を「陰」として考える。「陽」と
なる相手の人間がいないと「自分は存在しない」ことを意識する。そ
うすると、常に変化する外的環境に対して自らの内的環境を養うこと
で対応しやすくなり、よい人間関係を築くことができる。

　重要なのは、この見方は一方的ではないということである。例えば、
教員と学生の関係において、教員の立場からは教員自身は「陰」であっ
ても、学生の立場から見ると教員の立場は「陽」である。同様に看護
師と患者の間でも、看護師自身から見ると自分は「陰」であっても、
患者の立場から見ると、その看護師は「陽」である。

　看護実践者は国際看護領域や異文化看護領域で捉える異文化者また
は発展途上国の対象者に面した場合に、内部の人間を陰、外部の人間
を陽で簡単に分けることもできれば、看護実践者の捉え方によって陰
陽を決めることもできる。

　いずれにしても、陰陽バランスをよく取ることがケアのポイントで
ある。例えば、看護実践者は自分をよく知っているとすれば、明確ま
たは明らかであるものは「陽」であるため自分を陽で決めておき、異
文化者をよく知らないとすれば、知らないことは明らかでなくまたは
暗い部分があるため、「陰」と決めておく。陰の部分を明らかにすれ
ばするほど相手を知ることになり、自分を見直すことにもなる。

　つまり、文化学者が所謂異文化を知ることによって自国の文化をよ
く知ることになる。自分にとっての当り前は他人の当り前ではないこ
とも知る。陰陽の概念は相対的であり、常に変化することを認識する
ことができる。

②「時間・空間・方位」を考えた看護実践

　国際社会では相手を理解するための枠組としてレイニンガーのサン
ライズモデルを使うことが多い[3]。また看護過程の展開は、ゴードン

第1章 中医看護理論と人間・自然・健康・看護に関する重要な概念

の看護理論やヘンダーソンの14項目ニード論による患者の情報収集から始まり、今まで、そして現在の健康からどれほど逸脱しているかという看護問題を診断し、それに応じて個別的なケアを実施している。

それらのケアのプロセスや意味を中医看護の思想から解釈すると、「患者のすべての時間・空間・方位を看護する」ことになる。患者の既往歴を患者の歴史という「過去の時間・空間・方位」を考慮して分析し、健康からの逸脱状態を患者の今という「現在の時間・空間・方位」で問題解決をして、退院に向けてのリハビリという「未来の時間・空間・方位」でケアしていると言える。

この作業を整理すると、「情報収集」は患者との時間・空間・方位の距離を短縮し、「診断」で患者の時間・空間・方位を正確に把握してケア計画を立て、ケアを実施した後の評価を通して、患者との時間・空間・方位に一致したかどうかを確かめる。この一連の作業を通して、看護師が患者の模擬宇宙に入ることで、初めてケアの効果が現れる。

キーフレーズ

模擬宇宙

看護実践者が患者の時間・空間・方位と統一体になるような状態であり、患者の宇宙になったという意味である。

【引用文献】
1）田中越郎：病態生理学, 医学書院, 2011.
2）酒谷薫：伝統医学と先端医学の融合に向けて, 日東医誌, Kampo Med, 59 (2), p.181-191, 2008.
3）レイニンガー：レイニンガー看護論 文化ケアの多様性と普遍性, 稲岡文昭監訳, 医学書院, 2004.

「ユニバーサル自然看護モデル」の 提唱

「ユニバーサル自然看護モデル」の提唱 ── 学びのポイント

① 「ユニバーサル自然看護モデル」の枠組みと目的を理解する
② 中医看護における「易経」と「道」の関係を知る
③ 人間と自然を調和する「ホリスティックな看護」とは何かを学ぶ

❶ 四層で構成される「ユニバーサル自然看護モデル」

（1）中医看護における文化を三類に分ける考え方

　ここからは、本書の目的の1つでもある「中医看護を現代看護に活用する」ための新たな看護モデルについて考えていきたい。

　まず、文化の構造からヒントを探る。一般的に文化は「無形的文化」（価値観・思想・理念など）と「有形的文化」（器物・慣習・制度など）に分けられる。そして、中医看護においては、文化を三類に分けて理解する。その三類とは、

①有形的器具の類
②有形的な制度・慣習などの類
③無形的な理念の類
の3つである。

　①の「有形的器具の類」の例としては、針灸に使用する道具、薬を煮るための器具などが挙げられる。これらは現代の科学技術によって淘汰されるか、あるいは現代技術と融合して進化するものである。

　②の「有形的な制度・慣習などの類」は、①と同様に時代の変遷や科学の進歩により常に変化するものである。例として、中医で人を診察する四診（望・聞・問・切）がある。これは有形的な制度・慣習の層だけでなく、有形的器具の類としても考えることができる。以前は

切脈（脈を触ること）などによって内臓の状態を推測していたが、現代では先進的な診断機器が発明されており、それらを応用することでさらに詳しい情報が得られ、診断は迅速かつ正確になった。なお、侵襲性を伴う検査等に関しては「体表を通して体内を知る」という中医看護の四診を優先的に活用すべきであると考える。

③の無形的な理念の類は、現代においても流用できるものが多い。人間の生命と健康を自然の枠組に置き、ホリスティックに捉え、人体は自然の変化に相応して変化すると考える「天人相応」の思想などは、現代看護に導入する価値が非常にあると考える。

（２）「ユニバーサル自然看護モデル」とは

そして、本書では中医看護の中心思想である「ホリスティックに人と自然万物の変化を理解し、自然の変化に調和して形神一体を保つ概念」を現代看護に活用するモデルを提唱したい。筆者はそのモデルを**「ユニバーサル自然看護モデル」**（Universal Natural Nursing Model）と名付けた。

四層からなる「ユニバーサル自然看護モデル」を図示したのが図3-4である。図の第四層となる「達成目標」のところには「天人相応＝人間がめざす WELL-BEING」とあるが、これがゴールである。

二十四節気を表した２つの円「天」と「人」は、無限無極の自然と生命があふれる宇宙を表し、人間がその自然の一分子であることを示す。この第四層は、自然が「陰陽」の変化および「気」の運動によって春夏秋冬の変化を生じていることも示しており、そこから導き出される中医看護のキーワードは「陰」「陽」「気」である。つまり、人間の健康とは自然と同様に「陰と陽が完全に調和した状態であり、気の昇降出入も自然かつ流暢な状態」であり、人間の変化は自然の法則に相応していれば最高の健康状態に達することができるのである。この第四層を看護の最終目標とする。

第三層は「実践の場」で、ここは「天」「人」から生み出される「あらゆる地域・社会・文化の自然宇宙」、そして「あらゆる人の自然宇宙」が看護の対象者であることを示している。看護の対象者は生活している人であるため、"その人"の内的環境と外的環境（自然・人間・地域・社会・文化）が看護の「実践の場」になる。人は自然環境の中で生活しているため、人の内的環境だけではなく、外的環境である自然にも注目する必要があることを忘れてはならない。その自然の中には文化があり、社会があり、他の人間の自然もあること、実践を行う看護者と対象者との視野は常に同時性または共時性を持つことを視野

図 3-4 ユニバーサル自然看護モデル（Universal Natural Nursing Model）

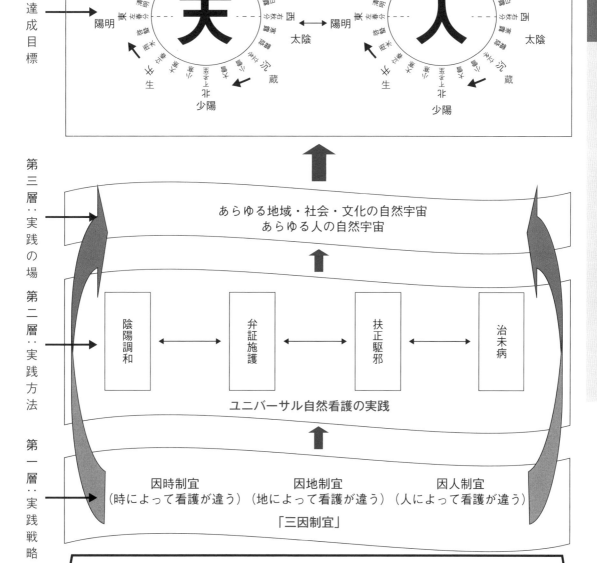

第一層から第三層は看護実践に関わる。第三層の「実践の場」の対象者は、単にケアの受け手ではなく、ケアの参加者でもある。看護実践者は一方的にケアを提供することではなく、第一層の「実践戦略」や第二層の「実践方法」を提供しながら、第三層の対象者と共に目標に向かうことを働きかける。

に入れて看護実践を行うことが重要である。

　第二層は看護の「実践方法」を示している。その原則は「人と自然の調和」である。看護実践はあらゆる人を対象とするため、看護者と対象者との"人間間の距離"（自然の時間・空間・方位など）を把握する必要がある。そのためにユニバーサル自然看護モデルでは、中医看護の概念である「陰陽調和」「弁証施護」「扶正駆邪」「治未病」を用いて実践する。看護実践をする際には、常に基盤である「中庸の道なり」および「三因制宜」の戦略を念頭に置きながら行う必要がある。

　第一層の「実践戦略」は、第二層の実践方法を組み立てる前の看護対象者をとらえる基本になり、それは「三因制宜」の考え方を用いたアプローチとなる。"人間間の距離"はいちがいに縮めることを目的とするのではない。大切なのは距離を把握することで、それにより看護者は対象者を理解し、ケアを提供することができる。

　人間の「間」という漢字は、門と日で構成している。人と人との間にはまず「門」、つまり仕切りとなる壁がある。そして「日」、つまり自然の空間・時間・方位がある。つまり、人と人の間には時間的距離・空間方位的距離・人間的距離があり、中医看護の原則である「因時制宜」（時間の距離）、「因地制宜」（空間・方位の距離）、「因人制宜」（人間間の距離）を把握することで、その対象者への個別性のあるアプローチが実現するのである。

（3）「ユニバーサル自然看護モデル」の基盤となる"中庸の道"

　「ユニバーサル自然看護モデル」の四層を通して、基盤となる層は「中庸の道」の理念である。そのため図3-4においても最下層に位置している。

　中医看護は"中和"によって人と自然が最善の調和状態となり、その調和した世界の中で万物万事が生き生きと"生"を展開することをめざして発展してきた生命理論である。看護は人間を実践の主体とし、人間と自然を調和する役割を果たす。人間の身体・精神は人体の内的環境であるため、"陰"の要素である。社会的要素を含めた自然は人体の外的環境になるため、"陽"の要素である。そして陰陽調和、つまり内的環境と外的環境のバランスを調和することで人間の健康を導くことになる。言い換えれば「天人相応」の状態こそが"健康"であり、ここに達するために支援をすることが看護実践の本来あるべき姿と考える。その看護実践を実現するためのモデルが「ユニバーサル自然看護モデル」である。

　人間と自然の調和ができるかどうかは、人間と生命あふれる自然と

の付き合い方に関わってくる。自然とは、世界万物に人工的な作業が加わらず、ありのまま存在している様子である。これを「無為＝自然」というが、これこそ人間が自然と付き合うときに大切になる。

　自然にある万物すべてに生命過程があり、人間だけのために地球は存在しているのではない。草・木・山・水・動物など、自然はもっと大きい存在である。春に花が咲き、夏に果実が実り、秋に成熟し、冬に種を蓄蔵し、次の春へとつなぐ。気候風土や時間・季節等によって鮮やかに咲く花もあれば、咲く前に落ちるつぼみもあれば、早く、または遅く咲く花もある。「ユニバーサル自然看護モデル」の第四層で示されている「天」と「人」には、このようなありのままの自然も含まれている。

　そして、人間も同じである。生老病死をありのままに受け入れ、花が落ちるように、いつ自分に死が訪れても不思議ではない。したがって、「ユニバーサル自然看護モデル」を、エンド・オブ・ライフケアに活用すれば人間の生と死を考える時の一助になると考える。

❷ 「ユニバーサル自然看護モデル」に影響を与えた学説と思想

　次に「ユニバーサル自然看護モデル」の用語の定義に移るが、その前にモデルを構築するに当たり、影響を受けた学説と思想を紹介しておく。それは中医看護の理論を発展させた「易経（えききょう）」の変化学説と「道（たお）」の老子思想である。

（1）"変化"を学ぶことができる「易経」

　「易経」から学べるのは"変化"である。人を含め、自然の万事万物は絶えず変化している。その変化の原動力は相互に制約し依存する陰と陽である。ただし、その陰も陽は極端なものではない。人の変化でいうと、「発達の変化」「未病レベルの変化（現代医学の健康・不健康）」「ライフスタイルの変化」などの内的変化である。

　一方、自然・薬物・食物・科学等も変化しており、これらは人の外的変化になる。この「変化」を知るためには、目の前にある医学書や看護書は一定期間に応じた内容であり、一般的な内容であるため、その教科書のみに頼ることは限界があると考える。

　そこで、易経の「変化」という方法を用いて、陰と陽の両極からバランスを探求し、"その人"の内・外のバランスや適応力を最大限に発揮させるようにする。そのためにも、看護師は決して「診療の補

助」を行うだけではなく、人々の内・外的な変化、そしてその変化による反応をアセスメントし、看護独自の手法で "その人" の看護問題を予防や解決しなければならない。

（2）自然万事万物との付き合い方を学べる老子の「道」

一方、老子思想の「道」からは、生命の由来と成り行きを思考する力と万事万物との付き合い方を学べる。老子思想はキリスト教や仏教等の生命論と異なり、生命は「道」から生じ、「道」に帰るとする。世間の万事万物の発生と存在には因果関係がある。例えば「精子と卵子の結合は "因"、赤ちゃんは "果" であるし、種は "因" で、苗や花は "果" になる。しかし、「道」だけは因果がなく、不変的で超越的な存在とされる。そのため、「道」は宇宙のすべての生命が存続する根源である。つまり、自然の万事万物は「道」によって生命が付与されたことである。

老子思想においては、生命は何かのためではなく、生命それぞれに存在の価値や意義があり、すべての生命は平等であるとされる。そして、そこにおいて大切とされる三つの宝を「一曰慈、二曰倹、三曰不敢為天下先（一つは慈しみ、二つはつつましさ、三つは人々の先頭に立たない）」と述べられている。

「慈」は慈愛や思いやり、「倹」は控えめ・節約であり、この2つは自然にあるすべての生命に対する付き合い方といえる。例えば、人間は自然にある他の生命を大事にし、動物や植物に対しても必要な分だけ取り、資源を節約して破壊をしないなどが具体的に挙げられる。そして「不敢為天下先（人々の先頭に立たない）」というのは、人間対人間の付き合い方で心がけたいことである。相手と対するときは、一方的に、または上からではなく、自分自身を相手の立場に置き換え、相手の後ろから、あるいは外から多角的視野をとって付き合うこと、そしてそれは、すべての人に対して平等でいることが大切である。

❸「ユニバーサル自然看護モデル」用語の定義

図3-4をもとに「ユニバーサル自然看護モデル」の各用語の定義を解説する。

（1）ユニバーサル自然看護（Universal Natural Nursing）

世界保健機関（WHO）が提唱している「すべての人に健康を」の理念に加えて、2012年12月、国連が「ユニバーサル・ヘルス・カバレ

ッジ」(Universal Health Coverage：UHC) に焦点を当てた決議を採択した。UHC は「すべての人々が基礎的な保健医療サービスを、必要なときに、負担可能な費用で享受できる状態」を指すもので、人々の地球レベルでの移動が盛んとなる中で、すべての看護師は、この「すべての人に健康を」や「UHC」の視点を念頭にユニバーサル社会で生じる多様な健康ニーズに対応していかなければならない。

「ユニバーサル自然看護」においても、あらゆる場とあらゆる人を対象とし、自然とあらゆる生命との付き合い方や健康の保ち方を探求しつつ、看護を実施する。その実践は、人間と自然を調和するホリスティックな天人相応の思想に基づき、人間自身が自然治癒力を得るための支援となる。

そのために、ユニバーサル自然看護では、①人と自然の一体、②人体内部の一体（五臓六腑の一体と形神一体）、③人間と社会・文化の一体（人間が住む社会環境や文化も自然とは不可分な関係にあるため）などのホリスティック的に人を理解する。病気だけを問題にするのではなく、その人の習慣や感情の傾向、食事、住み慣れた土地や気候などとの関わりから、総合的にみて、自然の変化とともに「四時の気候に相応し、飲食に節度し、情志を調節し、薬物の使用を慎重にする」という原則で支援する。

（２）天人相応

「天人相応」とは人間が自然と一体化になった健康の最良状態を指し、ユニバーサル自然看護では看護実践の達成目標である。既に述べてきていることだが、あらためて「天人相応」について整理する。

人間は大自然の陰陽変化、木・火・土・金・水の五行の運行、風・寒・暑・湿・燥・火の六気の影響を受け、その不足または過剰によって、それぞれに対応する臓腑・経絡に変調が生じて病気になる。四時（春夏秋冬）や陰陽の変化は万物の生・長・収・蔵の根本である。自然の中で生活する人間も春と夏には陽気を養い、秋と冬には陰気を養って、養生・養長・養収・養蔵の根本原則に順う。人間も万物と同様に生長発育の正常なリズムを保てば健康な寿命を保つことができる。

現代では人々の移動に伴い、さまざまな地域から来た"方位"の違う看護対象者が存在する。そのような対象者は不慣れな自然環境に住んでいることが多い。中医看護では、時・地・人における差異よって天人相応の援助ニーズが違うことを意識する。そして、一人ひとりの自然を見つけ、それぞれの自然に合う援助を行う。そのアプローチの方法は、ユニバーサル自然看護においても変わりはない。

（3）陰陽調和

　陰陽概念は、陰陽の対立と統一の両面性があり、陰と陽は善悪の二元論ではなく、「陽気があるからこそ陰気がある」という相対的な概念でもある。

　陰陽バランスの調和を看護実践に応用する際は、人の体と精神（心理）を内部環境とし、社会・文化を含む自然を人の外部環境とする。内部環境を“陰”、外部環境を“陽”とし、陰陽バランスを保つための支援を行い、人間と自然を一体化する。陰と陽が完全に調和された状態は健康であるため、「陰陽調和」、つまり人間の体内外の陰陽バランスを調和することは重要な看護技術である。

　陰と陽の増減バランスが崩れてしまうと、身体の調和が乱れ、病気を引き起こしてしまう。そのため、陰陽バランスを保つことは人間の健康の必須条件である。人間の心身に関する活動と安静のバランス、摂取と排泄のバランス、食事の種類や性質のバランス、人間関係（他人がいるから自分が存在する相対的関係、自分を相手の立場に置きかえて一体的関係）や人間社会のバランスなど、常に大自然の変化に応じて調整し、ケア計画を考えていくのである。

　2009年、中国衛生部中華中医薬学会では、人間の陰陽体質要素は発病の原因に関係があることから、人の体質を9種類（平和体質、特凛体質、陽虚体質、気虚体質、血虚体質、陰虚体質、痰湿体質、血鬱体質、気鬱体質）に分類し、それぞれの特徴や病理病態との関連性および疾病の予防について研究を行った。

　そして、それらの判断尺度から健康指導までのプログラムが開発され、多くの研究で用いられている。いくつかの研究を挙げると、「高血圧や糖尿病等の体質改善の介入研究」[1]、「軽度認知障害（MCI）患者の体質分析［MCIにかかりやすい体質として陽虚体質、気虚体質、痰湿体質、血鬱体質］」、「陰虚または陽虚体質の改善」[2] などがある。これらはすべて「人の体質によってどのような病気になりやすいか」「どうすれば予防できるか」などをアプローチするための多くの実践や研究活動である。

　なお、9種類に分けられた人間の体質で使われている「陽虚」「陰虚」などは“証”とも言い、西洋医学でいう“診断名”に当たるが、WHOにより2018年6月に公表された国際疾病分類「ICD-11」に伝統医学の診断名として“証”が追加された。[3]

　しかし、これらの“証”を看護する方法のエビデンスは蓄積する必要がある。看護学および医療関連分野の学術ジャーナルのインデック

ス情報を収録したデータベース「CINAHL」や、中国の万方数据の提供する「万方ネット」(日本の「医中誌Web」に相当)を検索すると、「臨床患者や地域住民を対象に、五行音楽、太極拳等の介入法による陽虚または陰虚の証に有効である」との研究が出てくる[4]。これからも多くなることが期待される。

(4) 弁証施護

　「弁証施護」の"証"は徴候・症状のことであり、疾病に対する反応である。また"弁"は弁別のことである。"証"は西洋医学における診断名と類似するが、まったく同じものではない。中医看護における"証"は、病理的に規定された疾病のものではなく、個々の看護行為を行う時点での対象者の徴候である。

　中医看護では、対象者の複雑な症状に対して「望・聞・問・切」の"四診"によって病態の情報を得る。得られた情報に基づき、対象者の体の内部ではどのようなバランスの乱れが生じているのかを総合的に分析・統合し、どのような種類の"証"であるかを判断する。

　さらに、"施護"とは、弁証を基に看護対象者の個別性を重視した看護を考え、提供することである。陰陽五行の運行法則を応用し、看護を必要とする対象者の全体図を解明し、必要なケアを提供する。

　現代においては、人はさまざまな方位をとる。そのため、看護対象者の健康を脅かす原因の本質と実際に表出されている症状は複雑に入り組んでおり、仮象(偽の現象)によって本質が隠されてしまうこともある。したがって、精確な弁証施護を行い、誤った看護を提供しないように注意する必要がある。弁証施護は「五臓六腑一体観」および「形神一体観」を原則とするため、「体」と「心」が相互に影響し合い、「心」の状態が「体」に現れ、「体」の状態も「心」に現れるという原則で証をアセスメントすることが大切である。

　弁証施護の根拠は、中医学の「弁証論治」に基づいている。これは疾病の診断から治療までの原則であり、下記のように説明される。

　「弁証論治」の"弁証"とは、人体の臓腑、組織、器官の統一整体観に基づいて、望診・聞診・問診・切診の四診を行い、それによって得られたデータを総合的に分析・判断し、疾病の原因、性質、部位、臨床症状によって証候を判定し診断することである。"論治"は弁証の結果に基づいて適切な治療方法を定めることで、治療方法には下記の原則がある。

①随症加減：同一の個体の同一の証であっても、経過や症状の変化によって薬も相応して変化する。

②異病同治：たとえ異なる疾病であっても、同じ状態が見られれば、同様の治療法を用いる。

③同病異治：同じ疾病であっても個体の差、発生する時期、経過の違いによって異なる治療法を用いる。

（5）扶正駆邪

「扶正駆邪」とは、病気にかかっている対象者の体内の正気を扶助し、邪気を駆除することである。疾病発生の根本原因は人体自身にあり、人体内に正気があれば邪気に犯されることはない。正気は生命機能、生命エネルギーであり、正気を助けて邪気を払う「扶正駆邪」の対処は中医治療の根本的原則になる。

身体内の正気が不十分であると、身体内の正気と自然の邪気の陰陽バランスが崩れてしまい、自然の邪気が体内に侵入する。同じような外部環境に晒されても、一部の人のみ病気に罹ることからも、この陰陽バランスの崩れが原因であることを理解できる。『黄帝内経』には、

「夫百病之生也、皆生予風、熱、湿、火、燥、寒」

（病気のほとんどは風、熱、湿、火、燥、寒から生じる）

という文があり、これらをもとに他の病理的変化が発生することが示されている。

看護の対象者を見たときはすでに他の病理的変化が発生しているかもしれないが、自然の変化から生じた風・寒・暑・湿・燥・火という根本的な原因、およびこれらをつかさどる五臓六腑との一体性を忘れてはならない。

したがって、看護実践の原則は人間の正気を扶助し、抵抗力を増強することにより、自然という外部環境からの病邪を駆除することである。具体的には対象者の睡眠・活動・食生活・情志（恐・怒・喜・思・憂）など生命活動のすべてが自然の変化に適応することを支援することである。そうすることによって、自然の変化から生じる風・寒・暑・湿・燥・火という六気から身体を守り、人間の心身が本来持っている自然治癒力を高めることになる。

（6）治未病

「未病」とは、健康と不健康の二分化（疾病がなければ健康、健康でなければ疾病）ではなく、"健康"から"病気"の間における連続的な心身状態の変化の過程を指している。つまり、健康の程度には高い状態から低い状態まであって、その程度が低下すると未病に低い状態に至るという連続的な見方をするものである。

したがって、「治未病」とは、「病気を治す」または「予防する」ということではなく、未病の高い状態を保つことを指す。つまり、未病の変化過程において現れる状態に応じて、体全体をより健康な状態にするようにアプローチすることである。その意味で、「治未病」には、

①**未病先防**：未病の段階で事前に防ぐ
②**欲病救萌**（よくびょうきゅうめい）：病気になりそうな萌芽段階で制する
③**既病防変**：既に病気になっていても悪化や合併症を防ぐ
④**瘥後防復**（さごぼうふく）：回復段階は病気をぶり返さない

の４つの意味が含まれる。そのため、看護実践の原則は
「**順四時**（じゅんしじ）、**節飲食**（せついんしょく）、**調情志**（ちょうじょうし）、**慎用薬**（しんようやく）」
　（四時に相応し、飲食に節度し、情志を調節し、薬物の使用を慎重にする）となる。

（7）中庸の道

　「中庸の道」とは、人間の内部環境を調和することだけではなく、人と自然および人の内部環境と外部環境の調和を取るための看護実践の基盤または指針を指す。呼気と吸気、摂取と排泄、不快と快適、人間関係の調和など、すべては自然環境に関わる。

　「中庸の道」の本質は、物事のバランスと調和を追求することである。バランスは万事万物の相互依存の法則であるが、「中庸の道」はこの法則を貫く実践者の指針である。バランスの法則は看護実践のあらゆる側面に浸透し、看護はバランスの法則に基づき、人と自然の調和を支援する。

　中医看護において最もよく使う調和の手段の例として、五行音楽・太極拳・経絡の疎通気功などの活用がある。世界中に広まっている鍼灸やツボなどの看護技術も「中庸の道」に基づいて陰陽バランスを調和する目的で行われる。その科学的根拠となる陰陽説に関する研究はデータベースの「CINAHL」において多く検索される。

❹ 人間と自然を調和する「ホリスティックな看護」の視点

（1）ユニバーサル自然看護において最も基本となる視点

　筆者が提唱する「ユニバーサル自然看護モデル」は、その構成を中医看護が2500年前から宇宙レベルで実践してきた「ホリスティックな看護」の視点から考えた。

　現代の医学モデルの発展は、生物学モデルから生物・心理・社会医

第2章　「ユニバーサル自然看護モデル」の提唱

学モデルまでに転換してきた。看護モデルも、看護が学問として成り立って以来、5段階を経て変遷してきたと考える。つまり、「衛生清潔を中心とする看護」→「疾病を中心とする看護」→「患者を中心とする看護」→「人を中心とする看護」→「人の健康を中心とする看護」である。現代では、あらゆる人の健康に焦点を当てる看護モデルが著しい発展をしているといえる。

　人の健康を中心とする看護は、下記の1947年に採択されたWHO憲章の前文で「健康」を定義したものに基づいていると考えられる。

Health is a state of complete physical, mental and social well-being and not merely the absence of disease or infirmity.

（健康とは、病気ではないとか、弱っていないということではなく、肉体的にも、精神的にも、そして社会的にも、すべてが満たされた状態にあることをいう）[5]

　中医看護の思想で考える人間の健康は現代医療モデルで言われる"生物"に大きな関係性がある以外に、生物が生存している社会環境にも大きく関係する。中医看護が考えた社会環境には、自然・文化・社会・人間が含まれる。これは、本書でも述べ続けてきた「人間と自然が不可分であること」からも理解できるだろう。

　さらに、本書では「人間は1つの統一体であること」も説明してきた。この統一体には2つの側面がある。1つは現代医学で言う"生物"の側面である。現代医学では"生物"を身体と心理に分けて考えるのに対して、中医学では"生物"を形神が具備し、生命の内的環境になる。もう1つの側面は「生命と自然」である。生命の外的環境は自然であるから、社会や文化もその自然の産物であり、自然の中で生活している人間の空間的距離や時間的距離によって一人ひとりの社会や文化の構造や内容が違う。そのため、医学モデルの生物・心理・社会という要素のすべてが自然環境に含まれる。

　また、看護の対象者は「病人（患者）」→「人」→「生活している人」として認識されてきている。人は自然環境の中で生活しているため、自然環境が人間の枠組となる。そのため、人の内的環境だけではなく、外的環境である自然にも注目する必要がある。その自然環境に文化があり、社会があり、他の人の自然もあることを視野に入れる必要があると考える。

（2）自然と人間の関係性を現代医学の視点から考える

　中医看護が捉える"病気"とは「自然世界の軌道から逸脱した状態」であると言える。病気の原因となるのは、大きく分けて以下の3つの

側面があると考えられる。

①**外的環境における自然の変化**

②**内的環境における情緒のコントロール（喜・怒・哀・楽・悲・恐・驚）および気血水循環の通暢（円滑にすらすら流れる）と調和**

③**自然の法則に従っていない生活習慣**

　一方、現代医学においては、この３つの側面から疾病を捉えることはない。しかし、ここであえて、現代医学の体循環・肺循環で自然と人間との関係性を考えてみた。

　左心室から大動脈に送り出された血液は、小動脈・細動脈に散りばめられて全身の組織に行きわたる。その後は、細静脈・小静脈・大静脈の順に流れて、心臓の右心房に戻る。これを「体循環」という。右心室から血液が肺動脈に送り出され、両肺に送られ、肺内の小動脈→細動脈→組織→細静脈→小静脈→大静脈の順に移動し、心臓の左心房に戻る。これを「肺循環」という。

　この肺循環において「換気」が行われる。呼吸運動により外界からの取り入れられた酸素が肺循環で血液を通して体内に送られ、血液中の二酸化炭素を外界へ排出する。このように酸素や二酸化炭素を通して、人間は自分の体内の「気」と自然の「気」を循環させている。普段、私たちは何気なく呼吸をしているが、その行為は、明らかに自然と人間が「気」でつながっていることを証明するものである。

（３）自然・人事……、健康の要は "陰陽のバランス"

　第二部（96ページ〜）で詳述した「形神一体」は、形（身体）と神（精神・心理的要素）の一体化であるが、実はもっと広い意味もある。それは「身体と精神・心理的要素の一体化に加え、自然と人の一体化」も含まれているのである。そのため、身体という「形」だけに注目するのではなく、神（情志など）という内部環境、さらには自然という外部環境にも注目する必要がある。人間という "統一体" を明確にしなければ、自然との調和である「天人相応」を達成することは難しい。

　では、どのように「天人相応」を求めるかというと、『黄帝内経・素問編』の「氣交變大論篇」には下記の言葉がある。

「上知天文、下知地理、中知人事」
（上は天文を知る、下は地理を知る、中は人事を知る）

　「天文・地理」は "自然" のことであり、「人事」は人間関係や社会関係のことを指す。また、『黄帝内経・素問篇』の「至真要大論篇」で

は、次のようにも述べている。

「夫百病之生也、皆生与風寒暑湿燥火」
（人の病気のほとんどは、風・寒・暑・湿・燥・火という六気によって発生する）[6]

　このように、自然の問題は疾病や健康に大きな影響を与えるという認識は中医看護の健康モデルとしての特徴である。
　次に、人間の発病要因を自然との関係で深くみていきたい。これは「天人相応」と「形神一体」の観点から認識する必要がある。内因としては、体内の陰と陽のバランスの崩れ、つまり形（体）と神（情志など）がうまく調和できていないときに疾病になる。外因としては、大自然の天文地理の変化による風・暑・湿・火・燥・寒の六気の影響を受け、それぞれの不足または過剰によって対応する臓腑・経絡に変調が起こった場合に、六気は体外の邪気（六淫）として侵入してしまう。体内からの要因は"陰"、体外からの要因は"陽"であるため、人体と自然の陰陽バランス調和の重要性がよくわかる。
　そのため、人間の日常生活においては、自然の四時陰陽の変化に適応し、自然変化から生じた風・暑・湿・火・燥・寒の邪気を避け、活動と休養の陰陽バランスを調和することで疾病を予防することができる。現代看護では陰陽調和を重要な手段としてすでに実践されていることも多い。
　一方、「氣交變大論篇」では、「天文・地理」と並んで「人事」についても述べられているが、この「人事」というのは、人間関係および社会組織のことを指していると考えられる。人間関係や社会環境が健康に大きく影響を与えることは、現代の医学モデルの主張と同じである。2500年前の中医看護は、かなり未来指向性がある理論であったことがわかる。

【引用文献】
1）韓淑輝，李康增，郑建明ら：傷高血圧病合併糖尿病患者の中医体質の分布に関する研究、中国中西医結合雑誌，l33（2），p.199-203，2013.
2）林秋：八段錦運動干預対軽度認知功能障碍患者认知功能的影响，山东医药，56（21），p.50-51，2016.
3）渡辺賢治：東洋医学における ICD-11 の活用，保健医療科学，67（5），p.471-479，2018.
4）王乾貝：太極拳对軽度認知障害老年人記憶力和实施機能的影響，山东体育学院学报，32（3），p.68-72，2016.
5）公益社団法人日本 WHO 協会
　　https://japan-who.or.jp/about/who-what/charter/
6）姚春鵬訳注：黄帝内経（上）素問，中華書局出版，p.571，2010.

「ユニバーサル自然看護モデル」の意義

「ユニバーサル自然看護モデル」の意義 ── 学びのポイント

① 「中庸の道」が「ユニバーサル自然看護モデル」にもたらす効果を考える
② 時間・空間・方位の立体的な視野に基づいた看護を学ぶ
③ プライマリ・ヘルス・ケアとユニバーサル・ヘルス・カバレッジの関係性を知る

　「ユニバーサル自然看護モデル」がめざすところは「天人相応」であるが、その基盤となるものは「中庸の道」である。第3章では、まず「中庸の道」に従うことに、どのような意義があるかを考えた上で、ユニバーサル自然看護モデルがもたらす時間・空間・方位の立体的な視野の活用を俯瞰し、さらにプライマリ・ヘルス・ケアとユニバーサル・ヘルス・カバレッジをつなぐ役割も果たすことを解説する。

❶ 「中庸の道」に従うことで見えてくるもの

（1）「陰陽の法則」の"対立"と"統一"に気づくことができる

　「陰陽の法則」とは、物事にはすべて陰と陽の二面があり、陰と陽は善と悪の二元論ではなく、「陽気があるからこそ陰気がある」という法則のことで、これは中国の伝統文化で観察された宇宙論である。陰陽理論は万物を二分法的な概念で理解し、すべての物事を全体的に認識し、完全に対等的に扱う。その根本にあるのは、「バランスをとる」という"中庸思想"であり、それは宇宙を動かしている陰陽の"調和"を基本にしている。

　大切なことは、どちらかに偏ることなく、「片方があるからこそ他方がある」ということに気づくことである。例えば、呼吸は「呼」と「吸」で成り立っているし、生命は「生」と「死」で成り立っている。さら

に「有」と「無」、「喜」と「悲」、「勝」と「負」、「高」と「低」のように、万物は陰陽からなっているのである。

「陰陽の法則」は、陰陽の"対立"と"統一"の視点から、健康領域だけではなく、あらゆる分野で物事を説明することができる。人間を理解する際に、自分自身と相手は陰陽を成し、どちらも対等である。相手を他人としてみるのではなく"陰陽の１つの側面"として、あるがままにみることが重要な視点になる。

看護の実践者と看護実践を受ける対象者で例えてみよう。看護実践者は健康の専門家であり、知識的には主導的立場であるため、"陽"とみることができる。一方、援助を必要とする対象者は、看護者の主導に応じてさまざまに変化するため、"陰"とみることができる。しかし、陰陽関係は「対立・統一」であり、主従関係ではない。したがって看護者は対象者と向き合うときに、対象者とのバランスを調和し、統一した目標に向かって協力支援を行う必要がある。

（２）「無理のない自然の姿」で多様性が見えてくる

キーフレーズ

四書

　儒教の経書のうち『論語』『大学』『中庸』『孟子』の４つの書物のことを指す。それぞれ、『論語』は孔子、『大学』は曾子、『中庸』は子思、『孟子』は孟子が作者とされている。

「中庸の道」は、儒教文化における有名な四書の１つ、『中庸』において説かれている思想である。中庸の中心的思想は、人間の生き方は"誠"に基づき、極端な判断を避けて、その状況における最適な解を求めることである。

「中和に至るは、中庸の道なりの中は万物に自ずから備わりしもの故に天下の大本といい、和は己により通ずるに至るが故に天下の達道」という中庸の教えは、天体や自然界の仕組みの根拠となるものである。そのため、中庸思想が「中医看護の天人相応」に与えた影響は大きい。中医看護でも、考え方・行動などが１つの立場に偏らず、無理のない自然な姿、つまり「万物に自ずから備わりしもの故に天下の大本」ということを大切にする。

看護の対象者の成長過程を見守り、その自ら備わっている潜在力、つまりエンパワメントの活性化を助けることによって、対象者が「天人相応」に達するための援助をする。

「ユニバーサル自然看護モデル」の基盤は、あらゆる人間を対象とする。看護者が対象者と向き合うとき、時間・空間・方位によって、対象者はそれぞれの考え方も行動も相違が生じる。看護者は対象者を"１つの小宇宙"として考え、自分自身もその中の一因になっていることを認識する。

また、看護者自身も１つの小宇宙であり、対象者の小宇宙と"対立"と"統一"の関係にあることを意識する。そのため、多様性を持つ人

間性を理解し、常に対象者に対して中庸的に考え、さらに立体的な視野で看護行動を行えば、自分と異なることがたくさん見えるようになり、先入観がなくなる。

　第一部で述べたように、"天"は宇宙であり、"人"は人間であって、天と人を"統一体"として認識しなければ、天人相応の道に至ることはできない。また、人にとっての天は自然・社会・文化のすべての環境を網羅しているため、人と人の関わりにおいて対象者は看護者にとって"天"となる。その統一、つまり看護者と対象者との相応も重要になるのではないかと考える。

（3）宇宙レベルのホリスティックな看護実践ができる

　中医看護の理論が適用できるのは医学や看護学だけではない。社会・数理・政治・経済・教育・生命・伝統的な文化など、すべて領域に適用できる。その理論は「宇宙レベルのホリスティックな視点」をもとに生まれたものだからである。

　『黄帝内経・霊枢編』の「逆順篇」には下記のことが書かれている。

「上工 刺其未生者也（中略）下工 刺其方襲者也」
　（優秀な医者は病気の未然で治す、下手な医者は病邪に侵入された後で治す）
「上工 治未病、不治已病」
　（優秀な医者は病気になる前の段階で治す、既に発生した病気を治さない）

　また、『黄帝内経・素問編』の「逆順篇四気調神大論篇」には
「聖人不治已病治未病」
（聖人は已に病みたるを治さず未だ病まざるを治す）[1]

と書かれている。

　中医看護では、知識や技術の未熟な医者を「下工」、高度な知識や技術をもつ医者を「上工」として区別していた。その判定の根拠は、「医者は現在の疾患・病状のみを治療するよりは、病気にならないように、または現在患っている病の先を読んで、そこまで治療する」というもの、つまり「以病を治さず未病を治す」という"治未病"の考え方である。医術の低い医者が、疾病が発生してしまってから治療することは、例えれば「戦乱が既に起きてしまってから平定する」「口が渇いてから井戸を掘る」「戦争になってから武器をつくる」のと同

じである。

　この"治未病"の考え方は「ユニバーサル自然看護」の実践にも通用する。日本看護協会が2003年に公表した『看護者の倫理綱領』では、「看護は、あらゆる年代の個人、家族、集団、地域社会を対象とし、健康の保持増進、疾病の予防、健康の回復、苦痛の緩和を行い、生涯を通してその最期まで、その人らしく生を全うできるように援助を行うことを目的としている」と述べている。この「健康の保持増進」や「疾病の予防」という役割から考えると、看護者は「上工」でなければならない。

　さらに、「看護」には国境がない。したがって、看護者は自分の国の人々だけでなく、地球上のさまざまな地域に住む人々に対して、「上工」の看護実践を行う意識を持つ必要がある。そのとき、国・地理・政治・文化のあらゆる面を配慮しなければ、よい看護を提供することはできない。このグローバルレベルの看護こそ、ユニバーサル自然看護がめざす看護モデルである。そこには、宇宙レベルのホリスティックな看護実践が存在する。

❷ 時間・空間・方位の立体的な視野でグローバルに地域や人間を理解できる

（1）在日外国人の健康に影響を及ぼす要因

　筆者は在日外国人の健康を支援するために、5年間にわたって月に1回の週末、「国際まちの保健室」をボランティア看護師と共に開催していた。内容は健康診断や健康相談で、件数は2016年の1年間で延べ5137件にも上った[2]。

　健康相談の内容から「在日外国人の健康に影響を及ぼす要因」を分析すると、

①母国と異なる保健医療機関のシステムの壁
②健康保険や医療制度に関する知識不足の壁
③異なる文化や価値観の壁
④異文化不適応から生じた悩みの解消の壁
⑤母国にいる家族との関係性から生じた国境の壁

という"5つの壁"があることがわかった。

　具体的な相談内容としては、「医者の説明や診断結果等の説明について理解できない部分がある」「母国語しか話せないので、医療機関に行きにくい」といった**言葉の壁によって生じた困難**、「健康保険に

加入していないため受診しない」「健康保険に入ったら高いかと思っ
て入らないままで5年間過ごしてきた」「"まちの保健室"が無料で利
用できることを信じられない」といった**保健医療制度に関する知識不
足の壁によって生じた困難**、「文化や価値観等の相違によって、日本
人家族との間での子育て等のストレス」「異国の両親からの"国に帰っ
てきてほしい"という願望がストレスになり、自分のキャリアはどう
したらよいかという悩み」といった**国境の壁によって生じた困難**など
であった。

　国際看護学領域では、このような要因は異文化圏での不慣れな生活
に基づく種々の不安であり、異文化圏の生活に直面した際に生じる不
慣れであると考えられている。

　鍋倉は、一般的なカルチャー・ショックには、身体的・心理的、社
会生活におけるさまざまな兆候があるとし、滞在国を知るに従い経
験するのは一過性ではなく、第2、第3のショックの波があると述べ
ている[3]。また、歌川は、自分とは異なる文化に接触した時には、ほ
とんどの人がカルチャー・ショックを経験し、それが長期間にわたる
と「異文化ストレス」として抑うつ傾向や心身症等の適応的問題を引
き起こすことがあると述べている[4]。

　異文化ストレスとしての精神症状の好発期に二峰性があるとする報
告は多い。それらの報告では、移住初期の数カ月間と1～2年後から
みられる2つのピークがあり、後者の時期に起こる不適応に基づく疾
病は重篤であるとされている。原因としては、移住早期から異なる価
値観や習慣をもつ異文化生活に何とか適応しようと過剰な努力をし続
けることである。それが心身の疲労の蓄積につながり、さまざまな心
身症が出現してくる。

　さらに、呉暁萍・何彪はアメリカに移民している苗族住民に対して、
エスノグラフィーによってまとめた結果、移民者たちの移民国への適
応はその国の文化への個々の忍耐力と移民時間によって変わると述べ
ている[5]。

　これらの内容から、外部環境の変化や時間的空間的距離によって人
の内的なバランスに崩れが生じることが説明できる。

　ここで、「国際まちの保健室」に参加した外国人たちに"異国で生
じた5つの壁"を陰と陽に大きく分類してみよう。①と②の壁は、人
間の外的要因より生じたものであるため、"陽"に属する。③・④・
⑤の壁は内的要因より生じたものであるため、"陰"に属する。内的
も外的も陰陽バランスの崩れが生じたため、壁ができてしまったので
ある。この壁は、外国人の生活していた母国と日本との間の自然時

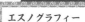

キーフレーズ

エスノグラフィー

　Ethnography、文化人
類学や社会学において
使用される調査手法の
こと。

間・自然空間・自然方位から生じた壁であると言える。

　壁をなくすためには、内的に五情バランスの調整が必要であり、外的には社会的サポートも求められる。対処方法としては、内的要因から解決方法を探求し、内から時間・空間・方位間の距離を縮めるケアを行う。これは「リアリティー看護処方」と言える。つまり、外国人は日本に来るまで、日本と違うそれぞれの自然時間・自然空間・自然方位を持っていた。そのため、日本の自然時間・自然空間・自然方位をリアルに認識することが、外国人自身の現状適応の一助となる。

（2）「人間の時間・空間・方位の関係性」を考える

　自然を表す太極図と人間を表す五行図を合体させ、さらにレイニンガーのサンライズモデルも組み合わせ、「人間のダイナミックな時間・空間・方位の関係性」を図3-5に示した。

　図の真ん中は、人それぞれの"位置"である。それを囲んでいるのはサンライズモデルで示された外の自然宇宙、中の社会文化といった"外的環境"である。外的環境は時・地・人によって異なり、今までの外的環境を現在の外的環境と同じにすることは現実的に不可能である。人の内的環境を合わせるほうが達成しやすい。

　「外感内傷」といい、疾病の発生は「外感」により引き起こされる。外感のほとんどは風・熱・湿・火・燥・寒から生じることは前述した。しかし、疾病発生の根本原因は人体自身にあり、体内に正気があれば邪気に犯されることはないこともすでに述べた。つまり、体内の正気が不十分であり、自然の邪気との陰陽バランスが崩れてしまったときに、自然の邪気が体内に侵入し病気になる。この体内の正気が崩れることが「内傷」である。「内傷」とは人の内的要因による疾病の発生ということになる。これらの内的要因による外邪の侵入を予防するのは「ユニバーサル自然看護モデル」の第二層・実践方法にある"扶正駆邪"の方法が有効である（133ページ参照）。

　中医看護では、ほとんどの疾病は「七情内傷」から始まると認識されている。「七情」とは喜・怒・思・憂・悲・恐・驚の7種類（五行理論は怒・喜・思・憂・恐の5種類）の感情変化を指す。七情の変化は直接、五臓六腑に影響して疾病を引き起こす原因となるので、「七情」が「内傷」＝内的要因とされる。人間は七情が過激化しないように五臓六腑によってコントロールされているが、感情が強すぎたり長期間続いたりして生理的な調節範囲を超えてしまった場合、体内の陰陽、気血、臓腑機能などが失調し、疾病が発生する。外国人は慣れない社会に対する過度のストレスにより七情が乱れる。これらの陰陽バ

図3-5 人間のダイナミックな時間・空間・方位の関係性

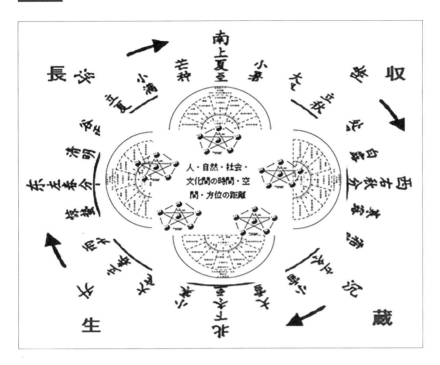

ランスの崩れに対しては、「ユニバーサル自然看護モデル」の第一層・実践戦略にある「時・地・人」の個別性を把握し、第二層・実践方法の"陰陽調和"や"弁証施護"の方法が有効である。

（3）「形神一体」の理論で内的要因を確認する

　アメリカ合衆国の臨床心理学者であるカール・ロジャーズ（1902-1987年）によってつくられた「来談者中心療法」（Client-Centered Therapy）では、人間は誰でも豊かに成長する資質を自己の中に持っているとし、人間には潜在的回復力・成長力があると主張した。これは「中和・中庸」「中は万物に自ずから備わりもの故に天下の大本といい、和は己により通ずるに至るが故に天下の達道」（人間は自然から賦与される自己治癒力を持つ）という中医の理念に合致している。

　「天人相応」の思想では、人間は自然の四時に相応することで健康を保つと考えられる。人間は歴史の時間変化、自然の空間・方位における年中の四季変化、日中の四時変化とともに生活しているので、文化も社会もその変化から構成される。外国に移動するということは、今までの慣れている自然時間・自然空間・自然方位から外国の自然時間・自然空間・自然方位までに移動してきたことになる。そのため、中医看護の強調する健康統一体である「形神一体」が崩れている可能

性が大きい。

　「形」は現在の外国の自然時間・自然空間・自然方位には近いが、「神」はまだ遠いのである。これは「形神分離」と言える。「形」は身体であり、五臓六腑、五感五竅、経絡、四肢体幹、体内に循環する気血水等の精微物質を含む。「神」は身体の生命活動の様式であり、こころ（Mind）と魂（Spirit）が含まれ、人の精神・意識・思考、身体の生理機能活動、喜び、怒り、憂い、思い、悲しみ、恐怖、驚きなど各種の感情の変化を含む。

　中医看護の自然生命理論では、健康の基準の1つを「形神一体」としており、『黄帝内経・霊枢編』でも、

「得神者生、失神者死」
_{とくしんしゃせい　ししんしゃし}

（神を得ることは生きること、失うことは死ぬこと）

と記載されている。

　このように「神」を深く理解することは健康問題を解決する重要なポイントとなる。その際、重要になるのは「調神守形」（「神」を調整し「形」を守る）」のプロセスである。

（4）本人の力を引き出す「エンパワメント理論」

　ここまでは「形神一体」の理論で外国人の内的要因を重要視する必要性を述べてきた。しかし、それは自然・社会・文化など外的環境を改善させることは困難だから、単に外国人の「形神一体」や外国人の内的努力を追求して、外国人自身の文化適応を待っていればいいという意図ではない。

　支援者である看護者も対象者の外的環境になる。そのため、支援者と外国人の間にも距離、あるいは壁がある。その壁をなくすために、本人だけではなく、支援者の内的努力も重要な要素になる。

　そのことは「エンパワメント理論」で解釈できる。エンパワメントは個人の内在する資源を活性化するプロセスである。森田は、エンパワメントを「私たち一人ひとりが誰でも潜在的に持っているパワーや個性をふたたび生き生きと息吹かせることである。すべての人々が持つそれぞれの内的な資源にアクセスすることである。『もっと自立しなければだめよ』とか『今のあなたはまだ十分でないからがんばりなさい』といって元気付けるのではなく、あるがままをまず受容し、内在する資源に働きかけることである」と述べている[6]。

　また、1986年に出されたWHOの「オタワ憲章」では、エンパワメントを健康の側面で捉え、「人々が統制感（sense of control）を増大し、健康を改善する過程である」と定義している。

さらに、筆者の博士課程での研究においても、ケア提供者のエンパワメントが対象者の能力向上と関係があり、「ケアをする」という行動の結果として、ケアの対象者に心理的な影響を与え、同時にケアをする提供者自身にも力を与えることを示唆した[7]、[8]。

　そして、「ユニバーサル自然看護モデル」は、その基盤となる「中庸の道」によって、時間・空間・方位の立体的な視野で地域や人間を理解できる。そのため、内的にも外的にも対象者に向けて適切な看護を提供することができると考える。

❸ プライマリ・ヘルス・ケアとユニバーサル・ヘルス・カバレッジの実現をつなぐ

　第三部の最後に、「ユニバーサル自然看護モデル」を実践していくに当たって、欠かすことのできない2つの理念「プライマリ・ヘルス・ケア」と「ユニバーサル・ヘルス・カバレッジ」について述べる。また、既に取り組まれているケースも紹介する。

（1）「プライマリ・ヘルス・ケア」と「ユニバーサル・ヘルス・カバレッジ」

　「プライマリ・ヘルス・ケア」（以下：PHC）は、1978年にカザフスタンのアルマ・アタで開かれた世界保健機関（WHO）と国際連合児童基金（UNICEF）による合同会議における宣言文「アルマ・アタ宣言」で初めて定義づけられた。

　PHCとは、「自助と自決の精神により地域社会または国が、開発の程度に応じて負担可能な費用の範囲内で、地域社会の個人または家族の十分の参加によって、彼らが普遍的に利用できる実用的で科学的に適正で、かつ社会的に受け入れられる手順と技術に基づいた欠くことのできない保健サービス（能勢隆之、斎藤勲 訳）[9]のことである。一方、「ユニバーサル・ヘルス・カバレッジ」（以下：UHC）とは、「すべての人が、適切な健康増進、予防、治療、機能回復に関するサービスを、支払い可能な費用で受けられる」ことを意味する[10]。

　このUHCを実現するためには、「保健医療サービスが身近に提供されていること」と「保健医療サービスの利用にあたって費用が障壁とならないこと」の2つが達成される必要がある。その点から考えると、PHCはUHCを実現するための戦略であり、手段にもなりうると考えられる。

　近年、アジア諸国に著しい発展がみられる一方、農村部と都市部で広がる貧富の格差や、乳児死亡率や妊産婦死亡率が農村部において高

いなどの医療・健康格差はますます増大している。これは発展途上国の経済や社会開発にとって重大な阻害要因となっている。特に貧困層において、劣悪な生活環境、医療サービスへのアクセス難、感染症知識の欠如、栄養不良、安全な水供給の欠如などの問題は事態をさらに深刻なものにしている。発展途上国では、医療従事者や医療施設の絶対数の不足に加え、大都市への極端な医療資源の偏在が見られる。都市部と農村部の間では、保健医療施設の病床数と病床使用率のどちらも大きな格差が存在しているといえる。

　これらの問題を克服するためには多くの人口を抱える村落レベルにおいて、PHCによる補足的な保健活動を強化し、ヘルスセンターなどの一次医療の充実や地域病院での二次医療につなげるシステムを確立する必要がある。

　現在、中国を含め、多くの発展途上国で地域保健医療システムの強化が試みられている。これらは「ユニバーサル自然看護」の第二層・実践方法にある"治未病"の実践例といえる。つまり、「病院に行く前に疾病を抑える」との理念である。

（2）中国における「中医看護」の浸透

　ユニバーサル自然看護の「治未病」の思想では、健康づくりの鍵を自然変化の四時に相応することとしている。中国では「栄養平衡」（栄養のバランス）、「飲食有度」（腹八分目に医師要らずという日本の諺に似ている）、「起居有常」（規則正しい生活習慣）などの生活習慣病の予防法、「動則不衰」（体を動かせば衰えない）のための太極拳・八段錦（身体のバランスを保つ動き方）のような運動健康法、五行音楽による情志の五行バランス調整法などを効果的に健康づくりに取り入れている。

　現在、中国における看護は伝統健康理論とPHCの概念に基づいて、地域コミュニティの「健康づくり」の中で役割を果たし、中国の特色ある地域看護活動を発展させていくための役割を担っている。「治療は3割、看護は7割」「治未病」といった中医看護理論を基に、住民自ら健康活動を推進しており、自発的なスポーツ大会、心身健康気功訓練班、心身娯楽クラブ、朝踊りや晩踊りなどの活動が盛んになってきている。

　1997年から、中国政府は低コストで身近な医療看護を住民に提供するために「地域ケアステーションモデル」をつくり始め、現在、全国に普及している。このモデルは、昔、中国の農村医療にあった「裸足の医者」の延長であると考えられる。

1960 ～ 70 年代当時、中国では「裸足の医者」が存在しており、そ
の多くは地域から選ばれた農民たちであった。彼らは「農村衛生ステー
ションの赤脚医者」として地域に立脚し、農民の生活や農業労働に精
通し、包括的な保健衛生活動を実践し、低コスト・侵襲性の低い中医
看護の手法で農民たちの健康を守ってきた。それが世界的に注目を浴
びることになり、1978 年のアルマ・アタ会議では「プライマリ・ヘル
ス・ケアの理想」として賞賛を受けた。

　現在、地域ケアステーションで働いているのは裸足の医者ではなく、
訓練を受けた健康領域の専門家であるが、地域住民にとって受け入れ
やすいヘルスサービスであることは変わらない。久嶋と筆者は、修士
課程のインターナショナル・フィールドスタディーで中国のある村の
衛生室（地域ケアステーション）を見学し、以下を報告している[11]。

　「村衛生室には、農村医師と医師の妻が衛生員として看護師資格は
ないが看護師の役割を担い働いていた。24 時間体制で勤務している
ということであり、衛生員である妻は家事もしながら住民への対応に
あたっていた。住民は高齢者から子どもまで幅広かった。高齢者は高
血圧による症状や、脳梗塞による片麻痺、腰・膝の痛みを有しており、
子どもは発熱や風邪症状などで来院することが多いようであった。村
衛生室で行われている未病への取り組みが農村地域に住む住民にまで
届いていることを実感できた」

　一方、筆者は 8 年間にわたって日本の地域に住む「中国残留邦人」
を対象としたユニバーサル自然看護の健康支援活動を継続的に実施し
てきた。「中国残留邦人」とは、1945 年 8 月 15 日の終戦後に中国満
州国に残留していた日本人の子どもたちのことである。1980 年代に
帰国を承認されたが、そのときはほとんどの人が 50 歳代で、それま
で日本語の学習や生活習慣を学ぶ機会に恵まれなかった。現在は日本
人高齢者とされながらも、地域社会から孤立して暮らしている。

　この人たちは中国の地域で未病に関するサービスを受けてきたため、
例え日本人のコミュニティに馴染むことができなくても、自発的に自
分たちの健康コミュニティをつくり出し、健康を守る太極拳クラブ、
朝踊りや晩踊りなどの活動を取り込んでいる。

　また、筆者が行っていた中医看護の健康講座には、なじみがあるの
か積極的に参加する人が多く、継続的開催も要望してくる。中医看護
の健康促進法は簡単に生活に取り入れることができるため、地域住民
にとって馴染みやすく、継続性が高いという利点がある。さらに自主
的に取り込むことが期待できる。韓は、中医看護技術は適用範囲が広
く、道具がシンプルで操作が簡単、コストが低く、侵襲が少なく、患

第3章　「ユニバーサル自然看護モデル」の意義

者が受け入れやすい等の利点があると報告している[12]。

　中国の医療保健には3つの方針がある。1つ目は医療保健事業の対象を労働者・農民・兵士に置くこと、2つ目は「治未病」をキーワードとし、治療よりも予防を主とし、住民が自発的に健康づくりに取り組むこと、3つ目は西洋医学と中医看護の融合を大事にすることである。中医看護は、その実践が既に農村で普及しているため、「省時・省力・省銭・省心」（時間・人力・お金・気配りを節約できるという意味）と住民からの評判がよく、中国におけるPHCに貢献してきている。

（3）「ユニバーサル自然看護」の可能性が見えてきた

　2015年のノーベル医学・生理学賞の受賞者である、中国の女性科学者の屠呦呦氏は、マラリア治療薬の青蒿素（アーテミシニン）を発見し、その高い治療効果・持続効果・症状緩和効果が世界各国で評価され、発展途上国では多くの命を救った。彼女は受賞式で「アーテミシニンは伝統的な漢方が世界に捧げる贈り物だ」と述べた[13]。そして、2015年10月8日、中国総合研究交流センター編集部は、屠氏の研究成果がこれまでに貧しさの中で病に苦しむ地球上の莫大な数の人々を救ってきたと高く評価した。

　屠氏が発見した青蒿そのものは、自然の中でよくみられる植物の一種であり、薬食同源として、食物として、民間ではもち米と一緒に混ぜて作った「青蒿社飯」を先祖様にお供してから家族で食べるという伝統がある。薬草として古代よりよく使われる。主な効能は虚熱の取り除き、熱中毒の予防、抗マラリア薬などである。煎じて飲むのではなく、生の葉を冷たい水に浸けて絞り汁として飲むか、水の代わりに人の尿に浸した後、つぶしてジュースとして飲むこともある。青蒿素が水に溶けにくいことと、加熱するとアーテミシニンが破壊されてしまうという最近の研究結果もあるが、2000年も前から正しい利用方法が知られていた。

　この青蒿の利用は、薬食同源（薬と植物は同じ源を持つ。生薬の原材料として用いられる自然界にあるもの全てを食物と考え、異なる体質に適した食物を効果的に取れば病気の予防や治療になる）という自然との関わりを重視する根拠の1つである。このような中医看護の知恵には多くの検証や探求の空白がある。今後、現代科学の技術と融合して看護のエビデンスを固めていくことは有意義であると考える。

　「治療は3割、看護は7割」や「治未病」などは低コスト・低侵襲である。このような手段で実現するUHCには貧困層の人々でも簡単

にアクセスできる。そのためには中医看護の普及が欠かせない。つまり、中医看護の理念に基づき構成した新たな看護モデルである「ユニバーサル自然看護モデル」の実践は、UHC の実現につながると考えられる。

（4）「ユニバーサル自然看護」の発展につながる2つの話題

　徐文波と成田弘成によると、中医看護の「五運六気」学説は治未病だけではなく、異常気候を予測することも、疫病の大流行を防ぐことも期待できるとしている。2003 年に中国に発生した感染症 SARS がその一例である[14]。

　中医処方薬の投与や環境殺菌（蒼朮という香りの植物を使った燻蒸消毒法）によって SARS の流行が治まったことを、広東省人民病院の鐘華蘇看護部長が淡路で開かれた第2回災害看護フォーラムで発表した。そして、WHO は SARS の治療における中医処方薬の有効性を認めた（WHO の調査員が広東省の病院で中薬を投与した患者の解熱や回復が比較的早く、死亡率が低かったというデータを提示した）。その後、中国科学院の分析（广东省中医院中西医结合治疗"非典"）では、中医処方薬の効能は病原体に対する直接的な作用より、体内の正気（免疫力）への調節を通じた生体防御力のアップによるものが多いことが判明した（扶正駆邪の一例）。そのため中医治療は病原体が不明の場合や、体力の低下した高齢者などの重症化予防に効果があると期待されている。

　「五運六気」学説は世界に通用する理論である。SARS のような疫病は気候的に寒湿が強い年に発生しやすい。地域別の感染症の特徴を調査し、発生年代、時期、地域及びその時の気候の特徴、感染症の種類を分析すれば、これから発生する疫病の予測が期待できる。

　2003 年の気候は年始から雪や雨が多く、春になっても風が少なかった。SARS ウイルスの増殖が激しくなった上に、人体は体表に寒湿、体内に火がこもっているという不均衡状態となり、発病数・死亡数ともに増加した。SARS ウイルス感染者の病状をみると、悪寒が強く、高熱、呼吸困難など表寒湿、中熱の「証」と一致していた。広州や北京の感染者が多かったのは、人的な原因を除けば、地理・気候と関係していると考えられる（「ユニバーサル自然看護モデル」第一層・実践戦略の"三因制宜"の一例）。

　また、周立華が河南省 48 カ所の衛生所を調査した結果，下痢している HIV 感染者1人に対する毎年の治療費用（入院費用を除外する）は約 2354 元であった[15]。対してお灸の治療であれば、長くても2カ

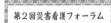

第2回災害看護フォーラム

「第2回アジア災害看護フォーラム」は、2004 年12月11日に淡路島にある淡路夢舞台国際会議場において、兵庫県立大学主催で開催された。

月で治り、費用は90元であるため、お灸の治療を1万人に施せば、毎年約2000万元の節約となる。

　一般的に細菌感染が見られないときには、中医・中医処方薬を最初の治療として選択することで、抗ウイルス効果、免疫調節効果、人体リズムを取り戻すなどの総合効果が得られる。河南省中医管理局の発表によると、2004年10月から2006年12月までの3年間、2546人の患者に中医・中医処方薬の治療を実施した臨床データを分析すると、HIV感染者に効果があったのは、①臨床症状の改善および生活の質の向上、②合併感染症の減少、③T細胞数の安定・増加、④経済的節約の4点であった[16]。

　これらの経験を中国国内だけではなく、世界に普及させていく努力をすれば、UHCの実現につながることだろう。そして、このような新たな可能性を取り入れるためにも、看護者は「ユニバーサル自然看護モデル」について知識を高めていってほしい。

【引用文献】
1）姚春鵬訳注：黄帝内経（下）霊枢，中華書局出版，p.1252，2010.
2）呉小玉・中田涼子・佐藤文子・井上清美・他12名：ボランティア看護師や多職種連携による異文化背景をもつ方々の健康を支援する「国際まちの保健室」，兵庫県立大学地域ケア開発研究所研究報告集Vol. 1，2017.
3）鍋倉健悦：日本人の異文化コミュニケーション，北樹出版，1990.
4）歌川孝子：在日外国人の異文化ストレスに関する研究の動向，新潟大学医学部保健学科紀要，9（1），p.131-137，2008.
5）呉暁萍・何彪：穿越时空隧道的山地民族−美国苗族移民的文化调适与变迁，贵州人民出版社，2005.
6）森田ゆり：エンパワメントと人権 こころの力のみなもとへ，解放出版社，1998.
7）呉小玉：主介護者エンパワメント尺度（MCEM）の中国版の作成，日本看護科学会誌，28（3），p.3-13，2008.
8）呉小玉：中国における主介護者のエンパワーメント尺度の内容妥当性と翻訳妥当性に関する研究−要介護高齢者の日常生活動作の維持向上に焦点を当てて−，日本看護科学学会誌，27（1），p.23-33，2007.
9）WHO，UNICEF：能勢隆之，斎藤勲訳，プライマリーヘルスケア WHO事務局長およびUNICEF事務局長合同報告書，財団法人日本公衆衛生協会，p.1-2,15-17，1978.
10）独立行政法人国際協力機構ホームページ：
https://www.jica.go.jp/aboutoda/sdgs/UHC.html
11）久嶋美和，呉小玉：中医看護に基づいた医療現場と農村部の医療現場の実際，兵庫県立大学・地域ケア開発研究所研究活動報告集，1，p.57-61，2016.
12）韓麗沙：中医看護と西洋医学が調和した看護学への挑戦，日本看護科学会誌，29（2），p.45-49，2009.
13）チャイナネット：ノーベル生理学医学賞受賞者・屠呦呦氏の演説「アーテミシニンは漢方の贈り物」
http://japanese.china.org.cn/life/2015-12/08/content_37265820.htm
14）徐文波・成田弘成：中国伝統医学からみた感染症へのアプローチ，桜花学園大学人文学部研究紀要，13号，2011.
15）周立華：虚者灸之，河南科学技術出版社，2009.
16）国家中医药管理局の発表　　　http://www.natcm.gov.cn/

なぜ「天人相応」を人類の健康の最高目標にするのか

なぜ「天人相応」を人類の健康の最高目標にするのか ── 学びのポイント

① 健康の理想「天人相応」に至るまでの課題を整理する

② 「天人相応」の状態に達するための"4つの一体化"を理解する

③ 本書を通して身につけた知識で「未来の看護」を考える

❶ 「天人相応」に到達するために必要なもの

　「健康」であることは人間の生命の全過程に関わるため、今まで人類が追求し続けてきた目標である。人間にとってもっとも根本的な問題が「健康」ともいえる。そして、「ユニバーサル自然看護モデル」においては、中医看護の思想として認識されてきた「天人相応」の思想に基づいて、健康を次のように理解する。

　人間の健康世界に調和と充実をもたらすためには、人の営みが「天地」（心理・社会・自然・人間が含まれる）の営みと完全に一体化することが何よりも必要である。そして「天人相応」は"天の道"、つまり健康に至るための最も理想的な道と定義することができる。

　しかし、現実的には人間が"天の道"に至るための"人の道"も存在する。『中庸』では"天の道"を「誠」と呼び、

「唯天下至誠、至誠可参天地」

　（誠に至る人だけが、その誠を十分に発揮させることができ、天地の万事万物を生き生きと発育させることができる）

と述べている。

　「誠」は一般的には"誠実、真実"を意味する言葉であるが、『中庸』では"自然のありのままの秩序"のことである。例えば、四季の移り

変わり、昼夜の循環がそうである。

　人間がこの自然な変化・秩序を遵守した道に立てば、「誠」となり、"天の道"、つまり「天人相応」に到達できる。そのためには、「誠」を心得ている「人」による目標達成のための介入が行われる必要がある。そこで、「看護」である。

　「看護」の主な役割は健康増進・疾病予防であることから、看護職は「天人相応」を実践する主体であり、目標達成のために意識的に介入する看護師を「誠人」として期待したい。

❷ 「天人相応」に達するための3つの課題

　「人間が生命の全過程において大自然の変化や発展に相応すれば健康な生命過程が完成される」という仮説を立てた場合、「天人相応」は「健康」の最高の状態であるといえる。言い換えれば、「天人相応」は「健康」をめざす際の最高目標なのである。そのため、人間がそれに達した際は、人類健康の理想状態になると考えられる。

　しかし、人間の住む社会には、頻発する自然災害、環境破壊、気象天候の乱れといった問題が山積している。人間は自然環境の変化とともに生活しており、「天人相応」の理想状態に達するためには、まだ課題が残っている。

（1）自然と一体化する生命自然観を持つこと

　第1の課題は「人間が自然と一体化する生命自然観を持つこと」である。石井は「人類の今世紀の努力の最も重要な成果が、自然と社会とを科学的に認識し、技術的に変革し操作することが可能になったことであり、人間はそれによって自然と社会を支配し、それらの主になろうとした」と述べた[1]。

　人類は、自分たちが「万物の霊長」であり、感情と思考があり、喜怒哀楽を表現することができると認識している。一方、植物は感覚器官もなく知恵もない、下等な生き物のようにみなしてきた。しかし、古代から「万物に霊あり」（すべての生物には魂がある）と考えられていた。1960年代に、米国の科学者クリーヴ・バクスターは、リュウゼツラン（竜舌蘭）が人間のように自然生物の変化や刺激を感知し、感情があることを発見し、植物は人間が考えていることさえ感じ取ることを発見した[2]。バクスターの発見は、中国伝統文化に根付いた万物に対する見方と一致している。彼はこの研究で「人々の持つ生命に対する観念と認識が変わると信じている」と述べた。

原子力等の工業や産業科学の進歩によって、自然にあるべき秩序が乱れてしまい、自然の生態は破壊されつつある。中医看護をもとにした「ユニバーサル自然看護モデル」は、人間と自然環境の統一と調和を強調し、人間に対する自然環境の影響を重視する「天人相応」を基本とするため、バクスターの研究の普及により、「自然環境も人の一部である」という認識が広まることが期待される。

このほかにも、自然と生命が一体とする説を述べる人物はいた。イギリスの数学者・哲学者であるアルフレッド・ノース・ホワイトヘッドは著書『科学的認識の基礎―自然という概念』において、「実在の事物の構造における本質的要素として自然と生命を一体として把握しない限り、自然も生命も理解することはできない」と述べた[3]。また、アメリカの看護学者・マーサ・E・ロジャーズは、古代ギリシャ人は自然を全体として理解しない限り、人間を理解することはできないと信じていた、と著書『看護論』に著している[4]。

（2）自然と調和しようとする意欲を持つこと

第2の課題は「人間が自然と調和しようとする意欲を持つこと」である。数千年以上前に誕生した『黄帝内経』は、下記のような書き出しで始まった。

黄帝は岐伯に問う。
「大昔の人々は百歳をこえても、まだその動作が衰えることがなかったのに、今どきの人々は五十歳になればよぼよぼしてくる、これはどうしたわけだろう？」

これに対して岐伯が次のように答える。
「大昔の人々の中で養生の道理をわきまえた者は、春夏秋冬の天の気に調和し、飲食に節度があり、起き臥しにきまりをつけ、みだりに心身を過労させることがないので、肉体も精神もともに調和がとれて、百年の寿命を全うすることができました」

確かに現代人は感染症などにかかることは少なくなったが、健康の視点からみれば、以前と比べて生活習慣病・エイズ・がん等の病気が社会的な問題となり、「以前より健康的になった」とは言えない。「大昔の生活に戻らなければならない」とまでは言わないが、発展しつつある現在と未来の課題に面して、特に"看護"はいかにして対応していくかを考えなければならない。

自然の法則では季節によって陰と陽の変化が生・長・収・蔵という自然現象が生じる。この自然の変化に応じて生活していく「天人相応」に至ることで、個人の健康は保つことができる。しかし、現代の科学の進歩に伴って文明生活が充実してきた一方で、多くの誘惑が生まれ、個人の健康意識は個人の欲に影響されるようになった。

　人間には本能的な欲があり、生活習慣の乱れが生じてきている。前述した石井は「進歩や発展の度合いと人間の存在の自己充実とは比例しない。むしろ、進歩や発展とともにいわゆる人間疎外はいよいよ大きくなるともいえる」とも述べていた[1]。

　本書では再三、人間が自然に相応することを強調してきたが、「人間が厳しい自然状況に置かれても何もせず、その状況を運命として受け入れろ」という意味では決してない。むしろ、人間は厳しい状況を工夫して改善し、自然と一体化すべきであることを強調したい。例えば、「寒さが増せば厚着をする」ように、さまざまな状況に応じて打開するのである。

　大自然にある植物や動物もその生命過程において自然の変化法則に従って変化することはさまざまな分野の研究によって明らかにされている。野生動物の平均寿命と飼育動物の平均寿命を比較した結果、飼育動物の寿命は野生動物よりも長いことがわかった。

　一方、自然の中で進化に伴って動物や植物の寿命が伸びるということは証明されていない。人間は太古から現代にいたって進化してきているが、南部アフリカの国・レソトの平均寿命は男女平均で52.9歳なのに対して、日本は84.2歳である（WHO世界保健統計2018年版）。つまり、自然環境（政治・経済・文化も、すべて自然環境に含まれる）が人の寿命に影響を与えているのである。

　「自然の規則に従う」といっても自然環境の改善や工夫が必要である。人間は科学技術を発展させ、社会文化を形成している。社会が自然の変化からの打撃を避け、よりよく順応していくためにも、人間は自然と調和しようとする意欲を持つことが必要になる。

（3）看護者が「天人相応」を達成する実行者となること

　第3の課題は「看護者が"天人相応"を達成する実行者となること」である。

　第二部で「天人相応」を分析したが、ここであらためて整理する。「天」は自然・宇宙、「人」は文字通り人間のことである。「相応」というのは人と自然・宇宙を1つの"統一体"と考えることである。天と人を対立するものとせず、一体であるものとすれば、人類の健康を

保つことができると考えられる。そして、この考え方は今まで強調してきた「人間」のあり方と一致しなければならない。

『中庸』に述べられているように、人体の内部は自然界と相応してバランスのとれた状態である。自然界では東西南北があり、中央がある。中央は五行の"土"に属し、東西南北の土の特質を集約させながら、同時に中央の土を東西南北のどこにも発散分布して、それぞれの特質が偏らないように中和する。また、人も五行の"土"に属するため、自然界の中央に相応する。

中医看護は「中庸の道なり」の思想に基づき、自然界の陰陽バランスや五行の相生相克のバランスのとれた状態の維持を重要視する。この思想で「人間」を解釈すれば、人間は自然界の中心をなし、その在り方は自然界（宇宙）のすべての問題の根源であり、「中庸の道」という基盤に基づいた、すべての問題を解決しなければならない実行者でもある。

看護者も「天人相応」という人々の健康目標が達成できる実行者といえよう。「治療は3割、看護が7割」という理想的な看護のあり方で人間の健康を守り続ける。自然災害や人為災害がない限り、看護の未来は「治療は3割、看護が7割」でとどまらず、「看護は10割になる」ほどの勢いで、人間の健康を守ることを目標にしてもいいのではないかと考える。その目標に近づくことができれば、「看護者が"天人相応"を達成する実行者となること」にも近づくはずである。

❸「ユニバーサル自然看護モデル」の看護実践とは

「ユニバーサル自然看護モデル」の実践を考えるとき、「天人相応」の状態に達するためには、
①人の形神の一体化（人の体と精神といった内部構造の一体化）
②人と自然の一体化
③人と社会・文化の一体化
④人と人の一体化
という"4つの一体化"を考えなければならない。特に、②〜④は自然と密接に関係しており、「ユニバーサル自然看護モデル」の看護実践に影響を与える重要な要因である。

人と自然を一体化することは「天人相応」における重要な要素である。人の生命は宇宙の万物と同様に、天と地の気から生成し、四季の法則に従って成長するため、自然と生命を一体として把握する必要がある。人体は"宇宙の中の小宇宙"として認識され、大宇宙の変化に

影響されている。人体が月・太陽・星などの運行規則とつながっている認識は、生理と病理を理解する上で重要であることを本書では既述してきた。近年の量子物理学の研究においても、「天人合一」説は、下記のように証明されている。

「地球、人類はすべて宇宙の中に存在しており、その内部粒子は、宇宙が誕生したときからすべて同一の体系に属している。宇宙を構成する万事万物の粒子の間には量子の関連性が存在し、これは量子力学の角度から理解した"天人合一"の考え方と合致する。つまり、"天人合一"は科学的であり、宇宙、自然、および生命の間に存在している、内在のつながりを正確に現している」[5]

宇宙・自然・生命の間に内在のつながりが存在しているか、または、そのつながりの状態を判断することができるかどうかは、現在の科学においては未知である。しかし、「ユニバーサル自然看護モデル」における看護実践は、先見性のある中医看護の生命理論に基づき、人と自然の一体化を援助しなければならない。そのためには、「中庸の道」を基盤に置いて、人間と自然の間の陰陽バランス、五行の相生相克、自然の運行への相応といったことを手段とした看護実践の必要があると考える。

❹ ナイチンゲールの学説と「天人相応」学説の暗合

フローレンス・ナイチンゲールも人間と自然に関する学説を述べている。それは、環境を健康回復の重要な因子とみなし、自然界の枠組の中に人間を位置づけ、人間らしさに焦点を合わせたものである。彼女は著書『看護覚え書き』に下記のように記している。

「新鮮な空気、光、暖かさ、清潔さ、静かさの適切な活用、食物の適切な選択と供給——そのすべてを患者の生命力を少しも犠牲にすることなく行う」[6]

ナイチンゲールは、新鮮な空気の次に"光"を挙げている。それは病室に直接射し込む太陽の光であって、病室に欠くことのできないものなのである。また、ナイチンゲールは、
「その病気に避けられないよくあることと一般に考えられている症状あるいは苦しみは、その病気の症状などではなく、まったく別の何かによるものである——新鮮な空気の、光の、暖かさの、静かさの、あるいは清潔さの不足、あるいは不規則な食事時間あるいは世話の不足、そのいずれか、あるいはそのすべての不足によるものである」
とも記し、人間は生活環境と緊密な関係にあってこそ健康が成り立つ

ことを示唆した。

　ナイチンゲールが捉えた空気と光という環境は、大自然の空気・陽光などである。患者は自然に置かれることで最善の状態になり、内にもつ回復力が喚起され、消耗も少なくできると彼女は仮説を立てた。筆者は「ナイチンゲールは、人と自然界は密接な関係をもつ統一体として捉えていた」と考えている。19世紀半ばのナイチンゲールの人間と自然に関する学説は2500年前の「天人相応」学説と暗合（期せずして互いに一致していること）している。

＊

　1986年にカナダのオタワで開催された「第1回世界ヘルスプロモーション会議」において、WHOは「オタワ憲章」を提唱し、ヘルスプロモーションを「人々が自らの健康とその決定要因をコントロールし、改善することができるようにするプロセス」と定義した。それ以来、その実現のために看護師の役割は「病院から地域へ」と拡大してきている。本書の目的でもある「天人相応」の達成は、あらゆる場で活躍する看護者がめざす「未来の看護の目標」でもある。看護者は「どんな人でも自分自身の力で自分自身の健康を守ることができること」を支援できるようにならなければならない。

【引用文献】
1）石井誠士：癒しの原理－ホモ・クーランスの哲学，人文書院，p.211，1995.
2）【新紀元】植物にも感情がある
　　https://www.epochtimes.jp/jp/2010/11/html/d52191.html
3）アルフレッド・ノース・ホワイトヘッド：科学的認識の基礎－自然という概念，藤川吉美訳，理想社，1970.
4）マーサ・E・ロジャース：ロジャーズ看護論，樋口康子・中西睦子訳，医学書院，p.40-41，1979.
5）【大紀元日本】量子力学から見る「天人合一」／翻訳編集・恵明
　　https://www.epochtimes.jp/p/2015/08/24387.html
6）フローレンス・ナイティンゲール：看護覚え書き 本当の看護とそうでない看護，小玉香津子・尾田葉子訳，日本看護協会出版会，2004.

中医看護と自然の調和による 健康と国際平和の実現

筆者は、日本の地域住民を対象に中医看護の公開講座を行っていたときに、参加者から質問を受けた。

「人が自然と一体化して自然の変化に相応した生活することが健康によいということはよく理解したが、自然から生じた地震や台風などの災害には、どのように対処すべきか？」

これは、とても良い質問で、次のように答えた。

「中医看護には災害に対処する方法は明示されていませんが、“中庸の道”の思想で回答したいと思います。人間と自然の関係は対等であり、人は自然の一分子であると同時に、自然を“1人の人間”として考えることもできます。人間のバランスが崩れることがあるように、自然もバランスが崩れることがあり、それが自然災害です。人は自然災害が発生する際は、それを避けるようにします。すると、人と自然のバランスが調整されます。自然はいずれ平常に戻ることを信じることが大切です。これも“中和”の境地ではないでしょうか」

老子は「人為の一切を捨てて無為になること」を大切なこととしたが、無為といっても何もしないことではない。自然と付き合う努力をし、天地自然の法則や変化をそのまま受け入れるということである。ただし、自然災害は避けなければならない。

❶ 自然に発生した“外邪”を避けることで “健康”を保持する

「自然災害を避ける」ということを、本書を校正している時期（2020年9月）には、まだ収束されていないコロナウイルス（COVID-19）を例に解釈してみよう。

まず、自然に発生しているウイルスは“外邪”として認識する。避けるべきであるものは、その“外邪”である。そして、中国・武漢市

全地域の封鎖に始まり、日本の緊急事態宣言に伴う三密防止・外出制限、さらに手洗い・うがいなどの個人防護策の徹底、外出せず室内での活動、平常心で日常生活を送るなどの一連の対応策は、いずれも「外邪を避け、自身の免疫力を高める」という中医看護の思想に合致している。

『黄帝内経・素問編』の「上古天眞論篇」にも、下記のように書かれている。

「虚邪賊風、避之有时、恬淡虚無、真気從之、精神内守、病安從來」
（虚邪賊風が吹くような時候は避けるべきであり、平常心を保てば、体内の正気はそれに従う。心が内で落ち着いていれば、病気にならない）

「虚邪賊風」は、体内に侵襲する外部の邪気のことを指しているが、これは「自然災害」と読み替えることもできる。そして、中医看護の根本は「人の内的環境を養うこと」である。筆者は、人が内的自己治癒力を持つのと同じように、自然も内的回復力を持つと信じる。

コロナウイルスも自然に発生した外邪のように、人の手で消滅させることは不可能のようである。台風のように、1号が過ぎたら、また2号、そして3号のように発生するであろう。現代においては、人力で台風や地震などの自然災害を抑えることは不可能であるから、それを避けるべきであり、平常心を保てば、体内の正気はそれに従う。「心が内で落ち着いていれば、病気にならない」というように自然災害も自身の力で静まることを待つ必要がある。

しかし人類が存続する限り、優れた技術は次から次へと発明されるであろう。

2018年5月5日にNASA（米航空宇宙局）が打ち上げた最新の火星探査機「インサイト」は、火星の成り立ちと進化を解明する目的で同年11月には火星に着陸し、地震など火星内部の活動を描き出そうと試みた。この成果は、さらに遠くの天体で起きていることを知る手がかりになるかもしれないという。一方、フランスの宇宙機関は超高感度の地震計を開発した。これは、ごくわずかな地震でも検出できるとのことである。

このように著しく発展する現代科学は将来、本当に自然災害を克服するかもしれない。しかし、そうなったときでも、人間と自然の"調和"、万物における"中和"の実現が、最終目標であることは変わらない。

❷ 「国際平和」も"看護"に期待される大きな役割

　中庸の道は、中和に至る――この思想は、看護領域だけではなく、政治、社会、人間の在り方・考え方や行動など、すべてにおいて適応できる。『黄帝内経・素問編』の「氣交變大論篇」には、次のように書かれている。

　「夫道者、上知天文、下知地理、中知人事、可以長久、此之謂也」

　（医学・看護学を研究する人は、上は天文を知るべき、下は地理を知るべき、中は人事を知るべき、そうすることによって学説が永久に成り立つ）

　中国の環境科学者である周迅芳と呉暁芙は「人間と自然のバランスだけではなく、自然にあるすべての生態系のバランスが保つことが重要である」と述べた[1]。看護学者は、他領域の知恵を取り入れつつ、「自然生命のあらゆる環境・社会・文化・看護」を知ることで看護学を発展させていく必要性があることを提言したい。

　さらに、ユニバーサル・ヘルスの実現においては、「人と自然」「人と社会や文化」「人と人（国と国）」の"中和"が前提条件になる。『中庸』においても次のように述べられている。

　「致中和、天地位焉、萬物育焉」
　（中和を致して、天地位し、萬物育す）

　これは「中と和とを実行して極めれば（人間世界だけでなく）全宇宙の有り方も正しい状態に落ち着き、あらゆるものが健全に生育する」ということである。

　本書において何度も述べてきたが、人類の健康は、自然からの影響と人為的な影響を受ける。筆者は、人間も世界も最善の調和を果たし、その調和した世界の中で人類の自然健康が生成展開することを願う。少なくても人間による戦争、戦争による人の健康への傷害をなくしたいと訴える。治未病の思想である疾病予防と同様に、戦争は起こらないようにすることが重要なのである。

　歴史上、看護は戦争による死傷者へのケアを提供してきた。しかし、これからは、死傷者が出ないように「戦争を防止すること」を看護が主張していかなければならない。これは「ユニバーサル自然看護モデル」の究極の目標の１つでもある。

❸ すべては「陰陽のバランス」から始まっていく

儒学文化に古い言葉がある。

「天時地利人和、天時不如地利、地利不如人和」
（天の時、地の利、人の和において、天の時は地の利に如かず、地の利は人の和に如かず）

　つまり、何事かを達成しようとするとき、「天の時」（よいタイミング）を得ていても、「地の利」（よい地理環境）がなければ成就することはできない。また、「地の利」を得ていても、「人の和」（よい人間関係）がなければ、これも成就することはできない。「天の時」「地の利」「人の和」があってこそ大事が成し遂げられ、そして「天の時」や「地の利」よりも「人の和」が最も大切だということである。
　「天の時」と「地の利」は人々が求める"外的"条件であり、"陽"の要素であるが、「人の和」は人間関係あるいは国と国との関係性を指す"内的"条件であり、"陰"の要素となる。この陰陽のバランスがとれれば、世界は真の平和になり、人々は健康になる。さらに、災害などを避けることができ、万物とすべてが健全に生育する。すべての人と自然が陰陽のバランスをとるために、本書が少しでも役に立つものとなることを切実に願って、この本を終える。

【引用文献】
1）周迅芳・呉暁芙：生態文明視野中的環境管理模式研究, 科学出版社, 2013.

【参考文献】
・姚春鵬訳注：黄帝内経（下）霊枢, 中華書局出版, 2010.
・金谷治著：孟子, 岩波新書, 1966.

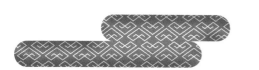
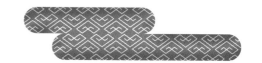

おわりに

　本書は多くの方の指導・協力のもとに著すことができた。特に今は亡き、高橋美智先生の存在がなければ、筆者が今、日本の看護教員でいることもなかった。最後にその多くの皆様に謝辞を述べたい。

　まず、この場をお借りして高橋美智先生に感謝いたします。私が初めて高橋先生にお会いしたのは、1998年3月に中国・北京の人民大会堂で行われた「笹川医学奨学金記念会議」に参加したときです。高橋先生は日本の看護界の代表として参加されました。当時、片言の日本語しか話せなかった私に「日本での研修に選ばれた看護師は

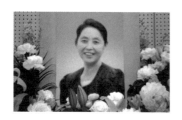

数少ないので、ぜひ日本と中国の看護を発展するために、頑張って、頑張って」と声をかけてくださったのが昨日の出来事のように鮮明に思い出されます。それから21年間、高橋先生には大変お世話になりました。2010年12月にお亡くなりになった後でも天国から私のことを見守ってくれている気がしています。

　実は、中国衛生部と日本財団が北京で日中笹川医学奨学金制度の協定書に調印した1985年から当時まで、中国政府は看護よりも医療のほうが重要であると考えていたため、笹川医学奨学生として選ばれて日本に派遣されるのは医師しかいませんでした。看護師が選ばれるようになったのは高橋美智先生を含め、笹川保健財団・日中医学協会の関係者の方々の努力の結果です。ありがとうございました。

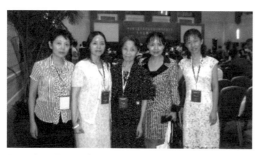

2008年、人民大会堂で高橋美智先生（中央）を囲む日本から帰国した笹川医学奨学生たち。左から、龐書勤さん、筆者、趙潔鋼さん、武麗君さん。3人とも「高橋先生に感謝したい」と言ってくれました。

　そして2019年まで、延べ2307名の研修生のうち看護領域の中国人管理者・教育者77名が、日本の看護教育機関や臨床施設で研修しました。

　帰国した研修生は、中国の臨床や教育現場で活躍し、日中両国の看護界の友好交流活動にも尽力しています。高橋先生のご功績は日本の看護界だけではなく、中国の看護界でも讃えられています。

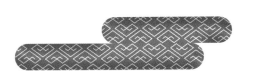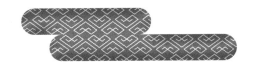

　私は祖国である中国の看護界に感謝いたします。中医学の知識を有する看護師として育ててくださいました。また、日本の看護界に感謝いたします。研究者および教育者として育ててくださり、本書を完成させる環境を提供してくださいました。

　天国にいる両親に感謝し、本書を送りたいと思います。看護職の社会的地位がまだ高くなかった時代に、看護の道を選んだ私を理解し、「看護師の使命は、人々の健康に尽力すること、努力しなさい」と父も母も言ってくださいました。私が急性期病棟の看護師長になったとき、「忙しいので、今年は一緒にお正月を過ごせない」と手紙を送ったら、父から「看護師長になった以上、看護師以上の責任がある。もっと患者さんのために働きなさい」と5枚もの手紙を書いてくださいました。

　無念なことに、父はその正月に脳卒中で亡くなりました。私は、父からもらった手紙を手に握りしめて日本に渡り、父の言葉を励みにして努力してきました。幸い、母が亡くなる前に、本書の出版企画案が通り、私の報告を聞いた母は大変喜んでくださいました。

　いつも励ましてくれた家族に感謝します。本書の作成に当たり、医師である息子は、いつも懸命に正しい日本語の表現、西洋医学と東洋医学の共通点と相違点などについて議論してくれました。環境科学者の兄は、自然環境の全体性や自然生態のバランスなどの視点を提示してくれました。社会文化学者の姉は、文化はそれぞれの自然環境の中でつくられてきたものであるという文化の相対観のヒントをくれました。看護領域以外の知識が貧弱な私にとって、考えを広げる助けとなりました。

　ご多忙の中、貴重な時間を割き、ご丁寧に医学監修の作業をしてくださった安達勇先生と小玉城先生に感謝いたします。本当にありがとうございました。日中医学協会の副会長である安達先生は、私をずっと温かく支えていただいております。心から感謝いたします。

　最後に、本書の出版企画から発刊まで、古漢字が多く理解しにくい中医看護に関する困難な作業が続く中、終始温かく、辛抱強くお世話くださった日本看護協会出版会編集部の望月正敏様に心より感謝いたします。本書を日本看護協会出版会で出版できたことを大変光栄に思います。

　本書が多くの看護者や看護学生に活用され、人々の健康増進の実践において役立つことを願っております。

　　　　　　　　　　　京都光華女子大学健康科学部看護学科　　呉　小玉

さくいん

「さ」行

さくいん

さくいん

中医看護の自然生命理論
現代看護への活用

2020 年 10 月 15 日　第 1 版第 1 刷発行　　　　　　　　　　　〈検印省略〉

著　　者　　呉 小玉（Wu Xiaoyu）
医学監修　　安達 勇／小玉 城
発　　行　　株式会社 日本看護協会出版会

　　　　　　〒150-0001 東京都渋谷区神宮前 5-8-2 日本看護協会ビル 4 階

　　　　　　〈注文・問合せ／書店窓口〉TEL/0436-23-3271　FAX/0436-23-3272

　　　　　　〈編集〉TEL/03-5319-7171　　https://www.jnapc.co.jp

装丁・デザイン　　新井田清輝
印　　刷　　三報社印刷株式会社

©2020 Printed in Japan　　　　　　　　　　　　　ISBN 978-4-8180-2285-0